STOFFWECHSEL ANREGEN

Stoffwechsel beschleunigen und Bauchfett verbrennen ohne Diät und Sport! Schnell und einfach abnehmen und Fett verbrennen am Bauch mit gesunder Ernährung + Stoffwechselkur Plan

Herzlichen Dank für den Kauf des Buches – wir wünschen Ihnen gemütliche Stunden wie auch Spaß beim Lesen.

Wir möchten Sie bitten, eine ehrliche und aufrichtige Meinung abzugeben. Das hilft ungemein weiter und lässt uns nachfolgende Projekte besser gestalten.

Bücher sind nach wie vor ein Mehrwert und durch nichts in unserer heutigen Zeit und unserer Gesellschaft zu ersetzen.

Zu verdanken haben wir diesen Fortschritt und das gedruckte Buch an sich Johannes Gutenberg, der im Jahr 1452 damit begann, ein Buch zu drucken und gesagte Worte und Ideen auf Papier brachte. Aber auch schon in der Antike reiften die ersten Bücher von Hand geschrieben. Seit dem 3. Jahrtausend v. Chr. im antiken Ägypten wurde Papyrus (Zypressengras) als Beschreibstoff hergestellt. Die Geschichte der Menschheit in verewigter Form entstand.

Wir freuen uns, Ihnen das Thema Stoffwechsel anregen auf unsere Art und Weise vorzustellen und sagen recht herzlich danke schön für Ihr entgegengebrachtes Interesse und Vertrauen.

Biografie

Wir sind ein Team aus 4 Ernährungsberater/in und haben im Jahr 2015 das Unternehmen Vital Experts gegründet. Wir alle haben den gleichen beruflichen Werdegang. Vom Profi Sport im Bereich Fitness und Krafttraining bis hin zu gelernten Ernährungs- und Gesundheitsberatern/in sowie Homöopathen. Wir arbeiten seit vielen Jahren schon zusammen in einem Team und helfen Menschen bei ihren Problemen. Egal ob es um Gesundheit, Heilung, Sport, Abnehmen oder allgemein um die Ernährung geht, wir helfen gerne weiter. Um auch andere daran teilhaben zu lassen, bieten wir eine Auswahl an Sachbüchern im Bereich Gesundheit und Selbstheilung an. Egal ob Sie sich gerade erstmalig mit diesen Themen auseinandersetzen oder bereits zu den Fortgeschrittenen zählen, diese Bücher zeigen umfangreiche, detaillierte und sofort einsetzbare wissenschaftlich fundierte Tipps und Tricks von Experten, damit auch Sie in kürzester Zeit an Ihre Ziele gelangen!

*Möchten Sie mehr über uns und unsere weiteren Bücher erfahren? Dann besuchen Sie uns gerne auf unserer Autorenseite unter **Vital Experts** bei Amazon.*

Vorwort

Wie geläufig das Wort Stoffwechsel doch ist und wie wenig wir darüber wissen. Die Gesamtheit aller Vorgänge, die wiederum zur Energiegewinnung dienen, wird als Stoffwechsel bezeichnet. Dieser ist zum Aufbau von Körperbestandteilen und zur Energieerzeugung behilflich. Die Nahrung wird aufgenommen, es setzen sich Verdauungsprozesse in Gang und sie werden vom Organismus an- und umgebaut. Dafür sind mitunter die Organe verantwortlich, denn auch sie spielen eine wesentliche Rolle in den Stoffwechselregelvorgängen. Da Stoffwechselprozesse nicht nur einfach so oder spontan ablaufen, werden sie durch Enzyme katalysiert und erhalten damit eine gute Hilfestellung. Sonst würden die Stoffwechselprozesse eher langsam und nicht beschleunigt ablaufen. Enzyme sind nichts anderes als Eiweißstoffe, die sich in Zellen und jedem Organ bilden und so arbeiten diese mit den Hormonen Hand in Hand.

Demgemäß regt das Hormon Ghrelin unseren Appetit an und ist mit am Stoffwechselgeschehen beteiligt. In der Bauchspeicheldrüse und der Magenschleimhaut kommt das appetitanregende Hormon vor und kann unseren Hunger verstärken. Ebenso verlangsamt es den Stoffwechsel und die damit verbundene Fettverbrennung. Demzufolge laufen intern die unterschiedlichsten Regelprozesse ab, und zwar ohne dass wir es bemerken. Eigentlich erst dann, wenn das Stoffwechselgeschehen außer Rand und Band gerät. Wir werden träge, müde, dick und faul. Das kann passieren, wenn der Stoffwechsel seine Aufgaben nicht mehr ordnungsgemäß erfüllt. In diesem Buch werden Ihnen die Thesen und Fakten aufgezeigt, wie man den Stoffwechsel effektiv beschleunigen kann. Aber auch, was der Stoffwechsel im Eigentlichen ist. Sie erhalten wertvolle Tipps, Vorschläge und Inspirationen. Es erwartet Sie ein wissenswertes Gesamtpaket, damit auch Ihr Stoffwechsel auf Hochtouren läuft.

Inhaltsverzeichnis

Einleitung: Was ist der Stoffwechsel?

Oftmals schlagen wir uns mit Wörtern herum, denen wir keine Bedeutung beimessen können. Ob Herzinfarkt, Schlaganfall, Asthma oder Stoffwechsel, die Bedeutung hinter dem Wort kennen die meisten von uns nicht. Der Stoffwechsel, auch Metabolismus genannt, ist nicht gleich die Verdauung, sondern eher das Fundament aller lebenswichtigen Vorgänge im Körpergeschehen. Grob gesagt, versteht man darunter alle biochemischen Vorgänge. Diese laufen in den Zellen ab und werden durch die zugeführten Nährstoffe verstoffwechselt. Das klingt nicht nur kompliziert, das ist es auch. Unser Organismus ist ein sehr komplexes und ausgeklügeltes Baukastensystem. Beim Verstoffwechseln wird um- und abgebaut und zudem werden neue Produkte aufgebaut. Klingt fast wie in einer Produktionsstätte und dem kommen diese Vorgänge auch gleich. Wie ein Zahnrad läuft das Regelwerk des Stoffwechsels ab. Demzufolge müssen alle Parameter stimmig sein, um den Organismus am Laufen zu halten.

Folglich kann der Körper ständig auf Vitamine, Spurenelemente, Nährstoffe und Mineralien zurückgreifen. Das System Körper versorgt sich durch die zugeführte Nahrung komplett selbst und kann damit ausreichend Reserven bilden. Nur so können alle lebensnotwendigen Funktionen und Vorgänge ordnungsgemäß wirken. Die körpereigenen Hormone und Enzyme tun dann ihr Übriges. Im Wesentlichen wird der Stoffwechsel über das Nervensystem und die Hormone gesteuert, doch nicht nur die beeinflussen den Metabolismus maßgeblich. Eines der wichtigsten Stoffwechselorgane ist unsere Leber. Sie verstoffwechselt, entgiftet und nimmt sich als Regulator an. Aber auch die Umweltfaktoren und Temperaturen machen vor dem Stoffwechsel nicht halt. Diese Außenwirkung setzt dem Stoffwechsel im positiven wie auch im negativen Sinne zu.

Der Stoffwechsel ist das Maß aller Dinge und demzufolge für unsere

Gesundheit und unser Wohlbefinden zuständig. Eine gute Verdauung ist mit verantwortlich, denn nur so können die Nährstoffe im Magen und Darm in ihre Bestandteile zerlegt werden. Aus den Mikronährstoffen, wie den Fetten, Eiweißen und Kohlenhydraten, wird ebenfalls die benötige Energie bereitgestellt. So entsteht aus Kohlenhydraten der Einfachzucker und die Fette werden zu Glyceriden und Fettsäuren abgebaut. Eiweiße werden hingegen zu Aminosäuren umgewandelt. All diese Vorgänge sind durch einen ausgewogenen Stoffwechsel gegeben. Im Darm werden die Nährstoffe zuletzt in zerlegter Form resorbiert. Das wiederum bedeutet, dass die Nährstoffe aufgespalten und in das Blut überführt werden. So wird gerade das zugeführte Fett extra über das Blut transportfähig gemacht. Dabei ist der Blutkreislauf ein Verteilungsmedium und eine Art Straße, über die die Nährstoffe in sämtlichen Zellen des Körpers geschleust werden. Reden wir dann vom Verstoffwechseln, so ist der Prozess nach der Verdauung gemeint. Jetzt werden die Nährstoffe über die Blutbahn in die Zellen gebracht. Der Stoffwechsel ist ein zentraler Prozess, der alle Organe einbezieht. Unser Manager im körperlichen Geschehen und ein Regulator zugleich. Der Wächter über Wohlbefinden und ein ansprechendes Gewicht.

Welche Fehler kann man beim Beschleunigen des Stoffwechsels begehen?

Fallen wir gleich mit der Tür ins Haus und fangen mit den Fehlern an, die Sie vielleicht sogar täglich begehen. Nur wenn Sie von Anfang an alles richtigmachen, dann werden Sie auch rank und schlank. Daher wurden in diesem Buch die häufigsten Fehler niedergeschrieben und punktuell zusammengefasst:

1. die Stoffwechselkur wird **frühzeitig abgebrochen**
2. die **Ladephase** wird nicht ernst genommen
3. **falsche Einnahme** der Nahrungsergänzungsmittel
4. **zu viel Sport**
5. **ungünstiger Startzeitpunkt**
6. **Alkohol** während der Stoffwechselkur
7. es wird **nicht ausreichend Wasser** getrunken

Sie müssen beim Stoffwechselbeschleunigen den goldenen Mittelweg finden, sonst geraten Sie schnell aus der Spur. Selbst wenn Sie nicht gleich Erfolge auf der Waage verzeichnen, heißt das nicht, dass die Stoffwechselkur fehlgeschlagen ist. Arbeiten Sie daher an Ihrer Selbstdisziplin und überlegen Sie, welche der Punkte bei Ihnen zutreffen. Das kann ausschlaggebend für Ihr weiteres Vorhaben und Abnehmprojekt sein.

Fehler 1: Sie haben nicht ausreichend Wasser getrunken

Wasser ist bekanntlich ein Lebenselixier und dazu kalorienfrei und preiswert. Unser Körper besteht zu 70 Prozent aus Wasser, und es hilft, die Giftstoffe, also die Toxine, aus dem Körper zu spülen. Ebenso verringert es das Hungergefühl. Gerade deshalb sind zwei bis drei Liter Wasser am Tag optimal und das am besten mit frischer Zitrone oder Ingwer gemischt. Wasser macht fit, hilft beim Abnehmen, steigert das Wohlbefinden und schützt vor Dehydrierungen. Außerdem kurbelt

Wasser den Stoffwechsel auf eine ganz natürliche Art und Weise an. Wer zu wenig trinkt, der tut auch seiner Verdauung keinen Gefallen. Beschleunigen Sie den Stoffwechsel mit Wasser und aktivieren Sie so auch Ihr Verdauungssystem. Wasser verleiht der Haut zudem einen Frischekick und spendet ausreichend Feuchtigkeit.

Fehler 2: Ohne Frühstück in den Tag starten

Für viele ist das Frühstück die wichtigste Mahlzeit am Tag. Leider setzt sich mittlerweile der Irrglaube durch, wer nicht frühstückt, kann sein Hungergefühl bis Mittag unterdrücken. Das Frühstück würde praktisch Hunger machen. Beginnen Sie Ihren Tag mit einem ausgewogenen Frühstück, das kann schon mit einem schnellen und leckeren Smoothie vonstattengehen. Viele Diät-Fehler verlangsamen nämlich nicht nur den Stoffwechsel, sondern hindern einen am eigentlichen Vorhaben, dem Abnehmen. Ob ein Joghurt, zuckerfreies Müsli oder nur ein frisch gepresster Saft am Morgen, für ein kleines Frühstück sollte immer Zeit sein.

Fehler 3: Ständiges Hungern

Wer hungert, nimmt ab – das ist falsch. Ihr Organismus gerät ständig in eine Notsituation und baut eher durch die dann zugeführte Nahrung Fettpolster auf. Essen Sie demzufolge nicht weniger als 1200 kcal am Tag. Dieser gutgemeinte Tipp der Deutschen Gesellschaft für Ernährung kommt nicht von ungefähr. Isst man weniger, wird man nicht mehr mit allen Nährstoffen versorgt. In den Hungerphasen lauern die Fettzellen schon auf Nachschub und schlagen dann bei der Nahrungsaufnahme unweigerlich zu. Wer hungert, wird eher dick als schlank und schadet seinem Organismus nachhaltig. Jeder Mensch benötigt eine gewisse Energie am Tag, um seine Leistung zu erbringen. Extremes Hungern macht ebenso schlapp wie krank und führt nicht zum gewünschten Erfolg. Weniger ist mehr und das richtige Essen ist daher mehr als okay, aber übertreiben Sie Ihr Abnehmvorhaben nicht.

Fehler 4: Sie trinken zu wenig

Der Stoffwechsel wie auch der Organismus kann nur durch eine ausreichende Flüssigkeitsversorgung optimal funktionieren. Trinken Sie Wasser, Smoothies und ungesüßten Tee und davon und je nach Jahreszeit bis zu drei Liter am Tag. So schwemmen Sie gleichzeitig die Giftstoffe aus. Alleine schon ein Liter an Flüssigkeit wird über die Haut ausgeschieden und auch vermehrtes Schwitzen reduziert den Flüssigkeitshaushalt. Ebenfalls sind zugeführte Smoothies bei Bedarf nicht schlecht. Trinken Sie auch, wenn Sie keinen Durst haben, der Stoffwechsel wird es Ihnen danken.

Fehler 6: Sie treiben keinen Sport

Das Thema Sport ist sehr weitreichend und sollte bei jeder Diät ein Muss sein. Sie bauen Muskeln auf, Fett ab und werden dadurch leistungsfähiger. Gönnen Sie sich mehrmals die Woche Sport, und zwar nach Ihrem Empfinden, und lassen den Sport in den Alltag einfließen. Ausreden gibt es viele, doch das Fett muss weg. So bekommen Sie Ihr Fett weg, denn der Stoffwechsel läuft zur Hochform auf.

Fehler 7: Sie schlafen zu wenig

Alleine schon eine schlaflose Nacht und wir fühlen uns müde, schlapp und ausgelaugt. Dem Stoffwechsel geht es ebenso. Sorgen Sie daher für mehr Schlaf, Ruhe und Zufriedenheit und essen vor dem Schlafengehen keine fette, süße und schwere Kost. Somit werden die schlaflosen Nächte eher die Ausnahme sein.

Fehler 8: Sitzen ist Ihr Feind

Sitzen ist eine widernatürliche Haltung und in dieser Position stellen sich viele Beschwerden im Bewegungsapparat ein. Dem nicht genug, ist auch der Stoffwechsel über das viele Sitzen nicht erfreut. Er wird praktisch durch das andauernde Sitzen lahmgelegt. Nur unsere Gesellschaft sitzt sehr viel, wie Sie vielleicht auch. Beim Essen, in der Arbeit, auf dem Weg dorthin und beim Fernsehabend auch. Eine gewisse Bewegung und Aktivität bringt Ihren Stoffwechsel wieder auf die Beine und regt auch die Verdauung an. So verbrennen Sie mehr Kalorien und bauen zugleich

Muskeln auf. Bewegen Sie sich jeden Tag, ob Treppensteigen, Spazierengehen oder Fahrradfahren, ein gewisses Quantum an Aktivität sollte gegeben sein. Übrigens, auch tägliche Dehnübungen sind sehr positiv und bringen die Steifheit aus Ihren Gelenken und Knochen.

Fehler 9: Sie waschen Ihr Obst und Gemüse nicht

Ist das Obst und Gemüse nicht gerade von reiner Bioqualität oder nicht aus dem eigenen Garten, dann waschen Sie es gründlich und genau. Erstens ist das Obst und Gemüse dann viel hygienischer und andererseits kommt ein weiterer Vorteil auf Sie zu: Sie waschen auch viele Pestizide und Giftstoffe weg, die Ihren Stoffwechsel regelrecht überfordern würden. Ebenso treten durch die Toxine schwerwiegende Erkrankungen auf. Etliche setzen sich in den Fettzellen fest, legen den Stoffwechsel lahm und können auch Entzündungen begünstigen. Waschen Sie Ihr Obst und Gemüse, dann sind Sie auf der sicheren Seite.

Wie man sieht, kommen sehr schnell und ganz unbewusst so einige Fehler zustande. Wenn Sie Ihrem Stoffwechsel etwas Gutes tun möchten, achten Sie im Einzelnen darauf und regen ihn lieber an, als ihn lahmzulegen, dann werden auch die Fettpolster im Laufe der Zeit weniger.

Mit dem Wort Stoffwechsel wird sogleich die Fettverbrennung verbunden. Wir müssen den Metabolismus ankurbeln, um die Fettverbrennung zu aktiveren. Dennoch gibt es verschiedene Arten, und die werden nach den Substanzen, die verarbeitet werden, benannt. Auch hier sieht man, wie komplex sich das Stoffwechselgeschehen gestaltet. Die zentralen Hauptdarsteller sind die Eiweiße, Fette, Mineralstoffe und Kohlenhydrate in den jeweiligen Stoffwechselprozessen.

Der Eiweißstoffwechsel, auch Aminosäurestoffwechsel genannt

Aminosäuren entstehen bei der Verdauung von Eiweißen. Über die Blutbahn gelangen sie in die Zellen und dienen dem Körper zum Aufbau von Hormonen, Enzymen und Muskelzellen. Andererseits werden sie zur Energiegewinnung benötigt.

Der Fettstoffwechsel

Als wichtigster Energiespeicher und gleichzeigt zur Energiegewinnung in den Zellen dient Fett. Infolgedessen wird es auch für die Bildung von Botenstoffen und Hormonen benötigt und für schlechte Zeiten lagert der Körper die Fettzellen ein.

Der Mineralstoffwechsel

Dieser Stoffwechselprozess dient der Bereitstellung von Phosphor wie auch Calcium in den Knochen. Gerade für die Muskelarbeit sind diese Prozesse unerlässlich.

Der Kohlenhydratstoffwechsel

Im Verdauungssystem werden die komplexen Kohlenhydrate aufgespalten und zerlegt. Das geschieht wie folgt: Einfachzucker wird aus der Nahrung in Fruktose und Glukose dividiert. So gelangen die Zuckermoleküle mit dem Blut in die Zellen. Genau da findet der eigentliche Stoffwechselprozess statt. Demzufolge kann der Körper aus den Einfachzuckern die nötige Energie gewinnen. Ist genügend Energie zur Verfügung, wird diese in der Muskulatur und der Leber zu neuem Mehrfachzucker (Stärkemolekülen) zusammengesetzt und darin gespeichert.

Der Stoffwechsel ist somit nicht nur der Stoffwechsel, er wird in etliche Parameter unterteilt. Man könnte das Wort auch als Überbegriff bezeichnen, das sich als Puzzle in unserem Organismus darstellt.

Ohne den Stoffwechsel wäre ein Leben nicht möglich und somit sind seine hochwichtigen Vorgänge auch lebenswichtig. Um alle Funktionen im Körpergeschehen aufrechtzuerhalten, wird vom anabolen und katabolen Stoffwechsel gesprochen. Beide Formen sind somit die Phasen und Formen des Metabolismus. Die anabole Reaktion dient dem Aufbau von chemisch komplexen Nahrungsstoffen, die im Nachhinein die Energie liefern. Diesen Prozess nennt man Katabolismus. Die anabole Reaktion wiederum baut unter Energieverbrauch körpereigene Stoffe aus einfachen Bausteinen ab und wird als Anabolismus bezeichnet. In diesem Zusammenhang möchten beide Formen näher und ausführlicher erklärt werden.

Anabolismus

Der Aufbau von Stoffen wird bei Lebewesen als Anabolismus bezeichnet. So kann als Beispiel der Kohlenhydratstoffwechsel dienen, indem ein Teil des Einfachzuckers vom Blut in die Zellen gelangt. Er wird in den Muskelzellen und der Leber zu Stärkemolekülen abgebaut und gespeichert. Der Anabolismus entsteht im Speziellen über den Eiweißaufbau in den Muskeln und wird damit in Verbindung gebracht.

Katabolismus

Werden Stoffwechselprodukte von einfachen und komplexen Substanzen abgebaut, wird daraus Energie bereitgestellt. Dieser Vorgang wird als Katabolismus bezeichnet. Benötigt der Körper Energie, werden aus den verschiedensten Depots gespeicherte Nährstoffe in ihre Einzelbestandteile zerlegt und verbraucht.

Der katabole wie auch anabole Stoffwechsel trägt zu den lebenserhaltenden Maßnahmen bei. Anabol der aufbauende und katabol der abbauende Stoffwechselprozess, dienen sie ebenso dem Muskelaufbau wie auch der Gewichtsreduktion. Versteht man die

Stoffwechselprozesse im Detail, können Sie auch danach handeln. So kann eine Stoffwechseldiät den Vorgang unterstützen. Ein anaboler Diätplan kann das Muskelwachstum vorantreiben und das Abnehmen unterstützen. Somit geht dieser Ernährungsplan mit viel Eiweiß und Aminosäuren einher.

Wer Muskeln aufbauen möchte und eine Gewichtsreduktion anstrebt, der muss den Stoffwechsel ankurbeln. Dabei ist der anabole und katabole Stoffwechsel nicht zu unterschätzen. Gerade der anabole Stoffwechsel hält den Blutzuckerspiegel konstant. Wird der Stoffwechsel beschleunigt, kommt der Organismus ebenfalls in Schwung. Achten Sie beim Abnehmen darauf, ob eventuell eine Stoffwechselstörung vorliegt. Diese macht sich durch eine Unterversorgung mit Nährstoffen bemerkbar und spiegelt sich z.B. in der Zuckerkrankheit Diabetes mellitus wider.

Es ist sicher genetisch bedingt, dass wir unterschiedlich viel Energie zum Erhalt unserer Körperfunktionen benötigen. So weicht der Grundumsatz von Mensch zu Mensch stark ab. Doch wie funktioniert das System Stoffwechsel eigentlich? Wir bestehen aus Knochen, Nervenfasern, Zellwänden und Muskelfasern, die aufgebaut werden müssen. Nur so ist ihre einwandfreie Funktionsweise gewährleistet. Dafür benötigt es Energie, die wir aus der Nahrung beziehen. Diese Nährstoffe werden über die Blutbahn in die einzelnen Zellen geschwemmt und daraus wird die Energie freigesetzt.

So sind unsere Hauptenergieträger aus der Nahrung

- Eiweiße (Proteine)
- Zucker (Kohlenhydrate)
- Fette (Lipide)

Wird mit der Nahrung mehr Energie als benötigt zugeführt, entsteht das leidige Übergewicht. Gerade kalorienreiche Lebensmittel liefern mehr Energie und setzen bei Bewegungsmangel schnell an. Die überschüssige Energie landet im Fettgewebe und wird dort abgespeichert. Fettpolster haften bombenfest an uns. Davon können Abnehmwillige ein Lied singen, denn lieber gibt der Körper Muskelmasse und Flüssigkeit frei als sein Fett zu verlieren. Arbeitet der Energiestoffwechsel nicht wie gewohnt, werden die Körperzellen nicht ordnungsgemäß versorgt. Folglich wird Fett eingelagert und Giftstoffe sowie Schlacken werden nicht ausgeschieden. Da Stoffwechselprozesse nicht spontan ablaufen, werden sie von Hormonen und Enzymen unterstützt. Diese steuern den Metabolismus, um mit einer bestimmen Menge an Energie die Körperfunktionen aufrechtzuerhalten. Demzufolge ist, wie bereits erwähnt, der Grundumsatz des Menschen sehr unterschiedlich.

Möchte man den Stoffwechsel in seiner Funktion unterstützen, sind ausreichend Bewegung und eine ausgewogene Ernährung das A und O. So kann auch eine Stoffwechselstörung vermieden werden, die heute vor allem durch Fehl- und Überernährung entsteht. Demnach kann ein guter Stoffwechsel sogar in einen Powerstoffwechsel umgewandelt werden, denn dieser baut langsam, aber sicher die überschüssigen Pfunde ab. Ebenso tritt ein Entgiftungs- und Entschlackungsprozess ein.

Und so funktioniert der Stoffwechsel im Einzelnen

Alles, was wir essen, muss nicht nur zerkleinert, es muss auch in Brauchbares und Unbrauchbares sortiert werden. Das Nützliche wird an alle Zellen im Körper verteilt; das, was dem Körper schadet, wird auf schnellstem Wege wieder abtransportiert. Dieser Vorgang wird auch als der Stoffwechsel oder Metabolismus bezeichnet. Dank seiner Prozesse werden wir mit Wärme und Energie versorgt. Folglich können wir darüber hinaus Körpersubstanz aufbauen und somit regenerieren, wachsen und auch zunehmen. Ebenso werden unsere Körperfunktionen am Laufen gehalten. Nun kommt es vor, dass der Stoffwechsel zu schnell oder auch zu langsam arbeitet. Der Stoffwechsel ist dann wenig effektiv, wenn er zu schnell ist. Diese Menschen bekommen kein Gramm Fett auf die Rippen. Sicher würde das wiederum die Abnehmwilligen freuen. Ist der Stoffwechsel aber zu schwerfällig, so tritt die Gewichtszunahme ein. Teilweise ist es ein schon fast sinnloses Bemühen, dem Übergewicht Ade zu sagen. So ist der goldene Mittelweg gefragt.

Ein Stoffwechsel arbeitet zwar konstant, unterliegt aber auch seinen Regeln und Gesetzen. Eines ist dabei wichtiger denn je – unterstützen Sie Ihren Stoffwechsel mit einer gesunden und vernünftigen Ernährungsweise und treiben Sie Sport. Dann kurbeln Sie Ihren Stoffwechsel an.

Sie möchten Ihrem Stoffwechsel Beine machen und ihn je nach Ausgangslage verbessern? Dann bieten sich so einige Möglichkeiten an, um eine Veränderung vorzunehmen. Verwenden Sie die Tipps und bringen Sie diese problemlos in den Alltag mit ein. Dann erhalten Sie ein inneres Gleichgewicht und regen Ihren Stoffwechsel rein natürlich an.

Tipp Nr. 1 – L-Tyrosin

Tyrosin ist eine proteinogene, aromatische Aminosäure, die nicht von essentiellem Bestandteil ist, sondern aus Phenylalanin synthetisiert werden kann. Dabei treten die Katecholamine und das Melanin der Haut wie auch die Schilddrüsenhormone hervor. Doch nicht nur die Haut profitiert davon, Sie erhalten auch mehr Ruhe und Gelassenheit und Tyrosin schützt vor Dauerstress. So sorgt die Aminosäure für mehr Gelassenheit und Leistungsfähigkeit. Unser Körper kann das L-Tyrosin nicht selbst herstellen. Tyrosin wird heute auch im Rahmen von Diäten eingesetzt und sorgt für einen gesunden Stoffwechselablauf.

Die Vorteile von L-Tyrosin

- wirkt unterstützend bei Diäten
- sorgt für eine gewisse Stoffwechselaktivität
- schnelle Wirkung im Körper
- wirkt positiv gegen Erschöpfungszustände und Depressionen
- verbessert die Leistungsfähigkeit

Des Weiteren regt Tyrosin die Fettverbrennung an und verbessert das körperliche Allgemeinbefinden.

Tipp Nr.2 – Den Stoffwechsel mit Wasser anregen

Reines Quellwasser macht nicht nur schön, so kann auch jede Zelle ihre Aufgabe funktionsgerecht erfüllen. Sie entschlacken und spülen damit sämtliche Umweltgifte aus. Gerade die Verschlackung leitet

Fehlfunktionen im Organismus ein, was wiederum zu Krankheiten führen kann. Trinken Sie reines Quellwasser und regen so Ihren Stoffwechsel an. Verzichten Sie auf Softdrinks, Limos und Co., die machen eher dick anstatt schlank, und entschlacken werden Sie mit diesen Getränken auch nicht.

Tipp Nr. 3 – Den Stoffwechsel mit kalorienreduzierter Kost anregen

Betreiben Sie das Intervallfasten und essen Sie leichte Kost. Alleine das regt den Stoffwechsel an. Verzichten Sie auf kleine Snacks zwischendurch und essen lieber morgens, mittags und abends und das in ungesüßter Form. Zucker lässt den Insulinspiegel immer wieder in die Höhe schnellen und die Fettpolster bleiben da, wo sie sind, und zwar auf Ihren Hüften. Essen Sie daher kalorienreduziert, frische saisonale und regionale Kost, und verzichten auf Fertigprodukte. Dann erhalten Sie nicht nur ein innerliches Gleichgewicht, auch der Stoffwechsel steht hoch im Kurs, denn genau dieser läuft flugs zur Hochform auf. Gerade die basischen Lebensmittel regen mit ihren Mineral- und Vitalstoffen den Stoffwechsel an.

Tipp Nr.4 – Den Stoffwechsel mit einfachen sportlichen Aktivitäten anregen

Seien Sie aktiv und regen den Stoffwechsel mit Sport an. Nicht nur hier und da, sondern ständig und kontinuierlich soll es ein. Sie müssen keinen Marathon absolvieren, aber die Beständigkeit beim Sport beibehalten. Gehen Sie Ihren Sport ganz gemütlich an mit Pilates, Yoga, Schwimmen oder Fahrradfahren. Auch das Trampolinspringen regt den Stoffwechsel an. Sport ist eine fantastische Idee, da er drinnen und draußen stattfinden kann.

Tipp Nr.5 – Regen Sie Ihren Stoffwechsel mit löslichen Ballaststoffen an

Die gezielte Auswahl der Lebensmittel macht es aus, um eine hohe Nährstoffdichte zu erreichen. Ihr Körper wird nicht nur bestens versorgt, er wird auch weniger durch die zugeführten Lebensmittel belastet.

Weniger Kalorien und mehr Lebensfreude sind dabei das Motto. Essen Sie daher keine Transfette und Fast Food, konsumieren Sie keinen oder nur wenig Zucker. Das sind nämlich ernährungstechnisch gesehen die großen Stolperfallen. Essen Sie Gemüse, fruchtreduzierte Obstsorten wie Beeren, ballaststoffreich und frisch. Genau diese Lebensmittel regen den Stoffwechsel an und weisen einen hohen Anteil an löslichen Ballaststoffen auf. Sie liefern mehr Volumen und weniger Kalorien, wie z.B. Vollkornbrot. Sie quellen im Magen-Darm-Trakt länger auf und sorgen für eine reibungslose Verdauung. Flohsamenschalen sind altbewährt und schon morgens ein guter Darmputzer und Stoffwechselanreger. Auch die Mineralerde Bentonit bewirkt eine hervorragende Reinigung im Darm. Synthetische Lebensmittel dagegen machen eher krank.

Tipp Nr. 6 – Biologisches Kokosöl regt den Stoffwechsel an

Diese besondere Fettart tritt mit mittelkettigen Triglyceriden hervor. Praktischerweise werden diese Fette vom Körper nicht als Fett eingelagert. Der große Vorteil: Sie senken sogar den Cholesterinspiegel und fördern zugleich die Aufnahme von Magnesium und Calcium. Somit liefert das biologische Kokosöl dem Körper eine hochwertige Energie und kurbelt den Stoffwechsel an. Kokosöl ist ein Allrounder und kann zum Kochen und Braten ohne gesundheitsbedenkliche Schadstoffe verwendet werden.

Einige Tipps, die Ihrem Stoffwechsel nicht in die Knie zwingen, sondern ihm wieder auf die Beine helfen. In rein natürlicher Form und ohne zu belasten, aber zu entlasten. Auch ein träger Stoffwechsel kommt wieder in Schwung. Mit diesen Tipps werden ebenso Ihre Körperfunktionen am Laufen gehalten und Sie erhalten wieder mehr Lebensenergie, denn auch daran ist der Stoffwechsel maßgeblich beteiligt. Bedenken Sie, der Stoffwechsel hat einen großen Einfluss auf Ihr Gewicht. Zudem ist der Metabolismus vom Alter und den Lebensumständen abhängig. Sogar das Geschlecht spielt eine Rolle, da Frauen mehr Energie verbrennen und Männer mehr Muskelmasse aufweisen. Jeder Faktor wird beim Stoffwechsel einbezogen. Das Essen ist wie immer das A und O.

Mit einem lahmen Stoffwechsel bietet sich Ihnen auch eine lahme Verdauung und das Ansetzen der Fettpolster an. Zum einen ist der Bewegungsmangel daran schuld, zum anderen die falsche Ernährungsweise. Ihr Stoffwechsel schwingt die Fahne dann auf Halbmast. Ihm wurde fast schon die Funktion zur Fettverbrennung entzogen. Mit ein paar guten Möglichkeiten wie auch Tipps und Tricks wird Ihr Stoffwechsel wieder Oberwasser bekommen. Nur so fühlen Sie sich fit, agil und vital. Aber auch Ihre Endorphine, die Glückshormone, profitieren davon. Gute Laune inklusive und Sie legen die Müdigkeit, das Trübsalblasen und die Antriebslosigkeit ab.

Wie esse ich richtig?

Eines vorweg: Essen Sie zu den Hauptmahlzeiten und nicht zwischendurch. Wenn Sie essen, dann stopfen Sie nicht einfach so in sich rein. Essen Sie keine großen und schweren Mahlzeiten, nicht nebenbei, nein, nehmen Sie sich Zeit dafür. Kalorien in Maßen sind erlaubt, sonst schaltet der Körper auf den bekannten Hunger-Modus um, und der besagt nichts Gutes, denn dann wird versucht, alles zu raffen und Fettposter aufzubauen. Genau das möchten Sie ja nicht, sondern das Gegenteil ist der Fall. Sie möchten den Fettpolstern ja den Kampf ansagen.

Essen Sie daher ausgewogen und nicht zu mächtig und zu viel. Nun denkt man bei Obst und Nüssen, das ist gesund, da kann ich essen, so viel ich will. Dem ist leider nicht so. Nüsse, am besten ungesalzen, weisen eine Menge Kalorien auf. Weniger ist auch hier mehr und diese können z.B. mit Hirse und Quinoa gemischt werden. Viele Obstsorten sind wahre Zuckerbomben, essen Sie diese mit Bedacht und peppen Ihren Obstteller mit Beeren auf. Die sind lecker, zuckerarm und man kann sie schnell und einfach naschen. So kommt es nicht nur auf die zugeführten Nahrungsmittel an, sondern auch auf die Portionsgröße. Das gute

Zusammenspiel macht letztendlich einen Abnehmerfolg aus.

Dazu ein paar Ernährungstipps

- Ihre Ernährung sollte ballaststoffreich sein und hier greifen Sie zu löslichen Ballaststoffen. Diese finden sich in Getreide und Hülsenfrüchten, aber auch in einigen Obst- und Gemüsesorten. Gerade Getreide kann größere Mengen an Wasser binden und im Darm quellen. Das macht wiederum lange satt.
- Bevor Sie frühstücken, zu Mittag oder zu Abend essen trinken Sie ein Glas Wasser mit einem Spritzer Zitrone, das dämmt sogleich das vorherrschende Hungergefühl ein. Trinken Sie zuckerfrei und je nach Jahreszeit zwei bis drei Liter am Tag.
- Essen Sie Lebensmittel, die eine hohe Nährstoffdichte aufweisen, wie fettarmes Fleisch und fettarmen Fisch, Gemüse und zuckerarme Obstsorten sowie die besagten Hülsenfrüchte und Getreidesorten.
- Vergessen Sie nicht, genügend Vitamin C zuzuführen, und das über den Tag verteilt. Zitronen, Kiwis, Erdbeeren wie auch Paprika, Spinat, Brokkoli und andere Gemüsesorten stehen dann vermehrt auf Ihrem Speiseplan.

Den Stoffwechsel mit Sport anregen

Sport bringt den Stoffwechsel in jedem Fall in Schwung. Dabei wird die Muskulatur aufgebaut und Energie verbrannt. Das Gute daran, der Grundumsatz steigt, denn in der Ruhephase benötigt die Muskulatur mehr Energie. Nun kommt die Regelmäßigkeit ins Spiel. Leichte Kraftübungen, Power-Working, Schwimmen oder Radfahren sind angesagt. Nur so treten Sie an Ihre Problemzonen heran. Beine, Bauch und Po werden sogleich neu definiert. Suchen Sie sich den Sport aus, der zu Ihnen und Ihren Bedürfnissen passt. Dann gerät auch der Stoffwechsel auf Hochtouren und Sie kurbeln ihn tagtäglich an. Ebenso verbrennen Sie mit dem Ausdauertraining genügend Kalorien. Powern Sie sich mal richtig mit Joggen aus und Ihr Stoffwechsel bleibt auch nach dem Training noch eine ganze Weile erhöht. So purzeln die Pfunde langsam, aber sicher.

Jeder von uns sollte die Bewegung in seinen Alltag integrieren. Nehmen Sie für kurze Strecken ruhig mal Ihre Beine in die Hand und fahren mit dem Rad. Laufen Sie die Treppe hinauf und lassen den Aufzug links liegen. Ein ausgedehnter Spaziergang am Abend tut gut und ein Ausflug ins Grüne lässt die Seele baumeln. Versuchen Sie daher, gerade für die kleinen Strecken Ihr Auto stehenzulassen. Es heißt auch nicht umsonst, wer rastet, der rostet.

Bewiesene Methoden, die den Stoffwechsel anregen

Ohne den Stoffwechsel mit einzubeziehen, klappt leider auch das Abnehmen nicht. Einige denken auch, mit einer kurzen Fastenphase ist es getan. Doch die Gewichtsreduktion ist ein langer Prozess und das Idealgewicht möchte dann auch beibehalten werden. Daher treten nun wissenschaftlich bewiesene Methoden an, damit auch Sie leichter abnehmen und auf Dauer gesehen schlank bleiben. Der Stoffwechsel ist ein wichtiger Teil davon, der alle biochemischen Prozesse beinhaltet und in den Organismen und Zellen stattfindet. Die Nährstoffe werden durch die Vorgehensweise in Energie umgewandelt. Daher soll nur so viel Energie zugeführt werden, wie verbraucht wird. Der Rest wird sonst zu den bereits vorhandenen Fettpolstern transportiert. Essen Sie falsch und bewegen sich zu wenig, dann züchten Sie die Fettzellen geradezu. Beschleunigen Sie aber Ihren Stoffwechsel, so erhöhen Sie die Kalorienverbrennung, was wiederum das Abnehmen vereinfacht. Dazu gibt es drei Varianten, wie Sie den Stoffwechsel wirkungsvoll ankurbeln können:

- den Stoffwechsel mit Sport beschleunigen
- den Stoffwechsel über eine gesunde Ernährungsweise beschleunigen
- den Stoffwechsel auf eine andere Weise beschleunigen

Nun zu den Methoden, die Ihnen aufzeigen sollen, wie man ohne große Umstellung schnell und einfach den Stoffwechsel anregen kann. Eine Möglichkeit ist sicher auch für Sie dabei.

Eiweiß

Als thermischer Effekt des Essens wird der Prozess bezeichnet, in der man Nahrung zu sich nimmt. Infolgedessen wird der Stoffwechsel für einige Stunden angeregt. Den größeren Effekt erhalten Sie, wenn Sie mehr Makronährstoffe zu sich nehmen; sie sind in Kohlenhydraten, Fett und

Eiweiß enthalten. Diese drei Faktoren möchten kurz über das Stoffwechselgeschehen bei der Nahrungsaufnahme erklärt werden:

- **Kohlenhydrate** beschleunigen den Stoffwechsel um 5 – 10 Prozent.
- **Fett** beschleunigt den Stoffwechsel um 0 – 3 Prozent.
- **Eiweiß** beschleunigt den Stoffwechsel um sage und schreibe 15 – 30 Prozent.

Damit geht Eiweiß als klare Gewinner hervor und es hat einen entscheidenden Vorteil: Es bewirkt ein langes Sättigungsgefühl, gerade dann, wenn man Eiweiß zum Frühstück zu sich nimmt. Dann passiert Folgendes:

- Sie essen ungefähr 400 Kalorien weniger am Tag.
- Sie haben bis zu 50 Prozent weniger Lust auf Snacks.
- Das Heißhungergefühl bleibt aus.
- Sie denken bis zu 60 Prozent weniger ans Essen.

Essen Sie daher vermehrt Samen, Eier in Form von Spiegel- und Rühreiern wie auch als gekochtes Ei, sowie ungesalzene Nüsse, aber in Maßen, mageres Fleisch wie auch Hühnchen.

Lassen Sie ruhig mal Mahlzeiten aus

Wir essen zu oft, zu viel und zu ungesund. Leider sind Nahrungsmittel rund um die Uhr verfügbar und präsent. Lassen Sie ruhig mal eine Mahlzeit aus, das ist Wellness für Ihren Körper. Sie erleiden sicher keine Hungersnot.

Auch heute noch denken viele, wer Mahlzeiten auslässt, lebt ungesund und das reichhaltige Frühstück muss sein. Muss es nicht, Sie können den Tag mit einem grünen, gesunden Smoothie beginnen, oder schlagen Sie sich ein paar Eier in die Pfanne und essen dazu eine Scheibe Vollkornbrot. Essen Sie zwar ausreichend, aber auch das Richtige. Essen Sie dann, wenn Sie Hunger haben, und nicht, da es morgens, mittags oder abends ist.

- Lassen Sie regelmäßig Mahlzeiten ausfallen, denn meist essen wir aus Gewohnheit und nicht aus dem Hungergefühl heraus. Wir trainieren uns das Essen geradezu an.
- Fasten Sie zwischen den Mahlzeiten, so kommt auch der Stoffwechsel in Gang.
- Sie können auch eine Fastenkur einlegen, erst nach vier Tagen verfällt der Körper in den Hungermodus.

Der Stoffwechsel erhöht sich sogar, wenn Sie drei Tage nichts essen. Dazu müssen Sie aber körperlich fit sein und dürfen nicht an Diabetes oder an anderen Krankheiten leiden. Länger als drei Tage sollte eine Fastenkur dennoch nicht andauern, dann verfällt der Körper in den Hungermodus. Folglich flacht auch der Stoffwechsel ab, und das bedeutet, Ihr Körper rafft die dann zugeführte Nahrung regelrecht zusammen. Eine wirklich gute Methode stellt das Intervallfasten dar, da Sie aus den unterschiedlichen Methoden wählen können. Sie suchen sich eine Methode aus und fangen von jetzt auf gleich an. Des Weiteren können Sie das Intervallfasten ein Leben lang beibehalten und optimal in den Alltag integrieren.

Legen Sie einen Cheatday ein

Jeder von uns hat so seine Gelüste; sie völlig zu unterdrücken wäre dann falsch und Sie würden sich letztendlich nur kasteien. Suchen Sie sich einen Tag in der Woche aus und essen Sie nach Lust und Laune. Das kann auch mal etwas Ungesundes sein.

Aber auch hier treten gewisse Regeln auf

- Essen Sie nicht mehr als das Doppelte.
- Wählen Sie den Samstag oder Sonntag aus und essen Sie mit Ruhe und Genuss.

Ob Sie es glauben oder nicht, der Cheatday bringt seine gewissen Vorteile mit sich

- Sie dürfen einmal in der Woche nach Herzenslust schlemmen.
- Der Stoffwechsel beschleunigt sich im Durchschnitt um 6,5

Prozent.

- Das Hungergefühl, das durch das Hormon Ghrelin bewirkt wird, nimmt für gut drei Tage ab.
- Das Hormon Leptin, das dem Gehirn das Signal gibt, mehr Bauchfett zu verbrennen, wird vermehrt produziert.

Trinken Sie mehr kaltes Wasser

Fruchtsäfte, Softdrinks und Limonaden ziehen viele von uns magisch an. Die Rede ist aber von reinem Mineralwasser oder Leitungswasser, nur so kurbeln Sie Ihren Stoffwechsel an. Man verbrennt sogar mehr Kalorien, und das, nachdem man einen halben Liter Wasser zu sich genommen hat. Zwischen 25 und 30 Prozent Kalorien werden dann verbrannt. Kaltes Wasser verstärkt diesen Effekt, da eine thermische Situation entsteht. Der Körper muss das kalte Wasser aufwärmen und das kostet ihn zusätzliche Energie. So gehen 40 Prozent auf das Konto des thermischen Effekts. Sie lindern das große Hungergefühl damit und essen dann eher mit Bedacht.

Trinken Sie Tee

Es sollte nicht jede Teesorte sein, da gerade die Früchtetees mit Aromen und Zucker angereichert sind. Der Oolong-Tee wie auch der Grüne Tee sind wahre Stoffwechselbeschleuniger und kurbeln den Metabolismus um 4 bis 5 Prozent an. Ebenso helfen beide Teesorten bei der Fettverbrennung und können sie um bis zu 17 Prozent erhöhen. Trinken Sie gerade im Winter Tee, das heizt auch von innen ein. Halten Sie eine Teezeremonie ab und entspannen mit dem Tee zugleich. Das bringt ein wenig Ruhe und Entspannung mit sich. In den heißen Sommermonaten ist eher kaltes Wasser zu empfehlen.

Kaffee trinken

Kaffee soll ebenfalls den Stoffwechsel beschleunigen, das haben 20 Jahre alte Studien bewiesen, und das immerhin um 3 – 11 Prozent. Genau wie die vorgenannten Teesorten soll auch der Kaffee den Metabolismus in Gang bringen. Trinken Sie dazu Ihren Kaffee schwarz und ungesüßt, das steigert den Abnehmeffekt. Nur sollte auch hier in Maßen getrunken werden, ein bis zwei Tassen Kaffee am Tag reichen völlig aus. Leider müssen Sie auf die gängigen Kaffeespezialitäten mit Milch und Zucker verzichten. Aber ein Espresso ohne Zucker darf es in jedem Fall sein. Sind Sie kein Kaffeetrinker, dann ist der Tee optimal, da er auch nicht den Blutdruck in die Höhe schnellen lässt.

Essen Sie würzig und scharf

Wer scharf isst, verbrennt etwa 10 Kalorien pro Mahlzeit. Sie dürfen keine Wunder erwarten, dennoch sind scharfe Gewürze gesund. Dafür steht das Capsaicin parat. Allerdings essen wir Europäer eher selten scharf und sind es auch nicht gewohnt. Führen Sie in Ihren Essenplan mehr Gewürze mit ein, die sind gesund und treiben den Stoffwechsel an. Essen Sie scharfe Gewürze aber mit Bedacht, denn sind Sie es nicht gewöhnt, kann die Schärfe schnell auf den Magen schlagen.

Essen Sie Kokosöl

Das Kokosöl wurde in diesem Buch bereits erwähnt und ist besser als gedacht. Es gilt nicht nur als innerliches wie auch äußerliches Heilmittel, es kurbelt mitunter den Stoffwechsel an und besteht aus mittellangen Fettsäuren. So können schon 30 ml Kokosöl zu einer schlankeren Taille verhelfen und sorgen bei Menschen mit Übergewicht zu einer Gewichtsreduktion. Kaufen Sie daher ein natives Kokosöl im Glas.

Essen Sie mehr Meeresfrüchte

Gute Jodquellen stellen vor allem Weißfisch und das Seegras dar. Für eine gut funktionierende Schilddrüse wird Jod benötigt und somit erhöht Jod auch die Schilddrüsenfunktion. Da die Schilddrüse einen direkten Einfluss auf den Stoffwechsel hat, sollte man zu den Meeresfrüchten greifen, alleine schon der Umwelt zuliebe. Fisch bietet zudem viel Eiweiß und sollte mehrmals die Woche am besten fangfrisch auf den Tisch kommen.

Nehmen Sie ausreichend Selen, Zink und Eisen zu sich

Nicht nur Jod hat einen großen Einfluss auf unseren Stoffwechsel, Eisen, Zink und Selen tun es ihm gleich. Besteht ein Mangel, wird der Stoffwechsel sogleich träger als sonst. Daher ist es wichtig, diese wertvollen Nährstoffe mit einzubeziehen.

Eisen: Essen Sie ausreichend Gemüse, zuckerreduzierte Obstsorten, Geflügel und Fleisch.

Zink: Garnelen, Muscheln, Austern, Fleisch, Geflügel, Eier, Samen und Nüsse biete ausreichend Zink an.

Selen: In Samen, Nüssen, Brokkoli, Fisch, Fleisch, Zwiebeln und Knoblauch ist Selen vorhanden.

Zartbitterschokolade

Wer hätte das gedacht, es darf aber nur die Schokolade sein, die einen natürlichen Kakaoanteil enthält. Angeblich soll auch die Zartbitterschokolade das Fett verbrennen. Studien an Mäusen zeigen diesen Effekt auf. Ob es dem Menschen auch so geht, sollten Sie am besten selbst herausfinden. Kosten Sie die Zartbitterschokolade einfach mal. Sie schmeckt, wie der Name schon verspricht, bitter und regt nicht zu mehr Naschen an. Meist isst man von Schokolade mehr als man denkt. Das ist bei dieser Variante nicht der Fall und sie ist von reiner Qualität und nicht mit Zucker angereichert.

Betreiben Sie Krafttraining

Diese Sportart ist auch für Frauen gedacht und nicht nur den Herren der Schöpfung vorenthalten. So können Sie den Stoffwechsel um 9 – 11 Prozent erhöhen. Am größten ist bei dieser Sportart der sogenannte Afterburn Effect, denn Sie verbrennen gerade nach dem Training am meisten Energie. Daher sollten Sie diese Sportart in Ihren Alltag integrieren. Somit ist darauf zu achten, wie viele Kalorien man während und nach dem Sport verbrennt. Der große Vorteil ist, dass auch das Muskelwachstum Energie verbrennt, und Sie erhalten einen neu definierten Körper. Nehmen Sie, ab wirft die Haut Falten auf. Sie hängt praktisch an Ihnen herunter. Das können Sie mit einem Krafttraining optimal verhindern. Demnach wirken Sie durchtrainierter und attraktiver und der Stoffwechsel kommt so schön in Schwung. Das Krafttraining bezieht den ganzen Körper ein. Gerade in den Ruhephasen verbrennen Sie Kalorien, das kann das Kardiotraining nicht aufweisen und es bewirkt auch keinen gezielten Muskelaufbau.

Betreiben Sie daher ein kurzes und hochintensives Training

Sie verlieren bis zu siebenmal mehr Fett wie beim Joggen und Kardiosport. Genau das ist die effektivste Art, Sport zu treiben. Sind Sie dafür wie geschaffen, nehmen Sie sich diesem hochintensiven Training an. Alle anderen können auf Pilates, Yoga und Schwimmen zurückgreifen. Wichtig ist die stetige und kontinuierliche Bewegungsweise, die auch Ihren Anforderungen entspricht. So reichen bei einem hochintensiven Training schon dreimal die Woche 20 Minuten aus. Joggen ist bei Weitem nicht so effektiv. Gerade der Afterburn Effect verbrennt im Nachhinein noch sehr viele Kalorien. Das können die wenigsten Sportarten aufweisen. Sind Sie gesundheitlich fit, dann versuchen Sie es einfach und lernen Ihren Stoffwechsel von einer ganz anderen Seite kennen.

Entspannen Sie sich und schlafen ausreichend

Auch so können Sie den Stoffwechseln anregen – wenn Sie dem Stress keine Chance lassen. Schlafen Sie nur vier Stunden an fünf Tagen, so sinkt Ihr Stoffwechsel um 2,5 Prozent ab. Klingt zwar nicht schlimm, doch Sie entwickeln Probleme mit Ihrem Schlafmangel. Schlafmangel kann sehr schnell chronisch werden und macht zudem krank und dick.

Zum Schlafmangel stehen noch weitere Fakten und Ergebnisse parat

- Nehmen wir z.B. Piloten, die ca. 16 Stunden Schlaf zu wenig in einer Woche bekommen, der Cortisolspiegel steigt sogleich um 50 – 80 Prozent an.
- Wer an Schlafmangel leidet, kann seine Esslust schlechter kontrollieren.
- Bei Schlafmangel treten zudem Hormonschwankungen auf und das betrifft die Hormone Ghrelin und Leptin.
- Der Umfang wird um ca. 55 Prozent erhöht, ist der Schlafmangel von Dauer. Der Körper kann diese Defizite nicht mehr

kompensieren.

Schlafmangel und Stress geben sich dann einvernehmlich die Hand. Das führt wiederum zu Fetteinlagerungen, denn der Körper sieht Notsituationen entgegen und möchte gut gewappnet dafür sein. Der Stoffwechsel dagegen wird geradezu lahmgelegt. Erhöht sich der Cortisolspiegel, erhöht sich auch der Blutzuckerspiegel, und ein erhöhter Blutzuckerspiegel verhindert den Fettabbau im Körper.

Ebenso wird dieses Dilemma auch dem dicken Bach zugeschrieben. Gerade der profitiert davon und lagert artig das viszerale Fett ein. Dieses ummantelt die Organe und führt zu chronischen Erkrankungen. Vermeiden Sie demzufolge Stress und halten Ihre wohlverdienten Schlafphasen ein.

Duschen Sie kalt

Klingt nicht nur nach einer kalten Dusche, es ist auch eine. Ihrem Organismus tut das aber gut, denn mit aller Wahrscheinlichkeit wird der Metabolismus angeregt und wach werden Sie auch. Der Kreislauf und der Stoffwechsel kommen sogleich in Schwung und das macht das kalte Duschen letztendlich aus. Warum der Stoffwechsel angeregt wird, ist auch einfach zu erklären: Der Körper muss sich nach der kalten Dusche wieder aufwärmen und dafür benötigt er mehr Energie. Schon 30 Sekunden reichen dafür aus und Sie stimulieren das Fettgewebe und verbrennen mehr Fett. Beachten Sie bitte: Eine kalte Dusche ist ein kurzes Vergnügen und sollte nicht länger als zwei Minuten andauern. Sonst erleiden Sie gefährliche Unterkühlungen und das ist nicht Sinn und Zweck.

Das Problem einer ganzen Nation tritt in den Vordergrund und schauen Sie ruhig mal um sich. Fast jeder läuft heute mit einer Wampe herum. Ein dicker Schwabbelbauch ist nicht nur nicht schön und unästhetisch, krank macht der dicke Bauch auch. Meist nimmt man irgendwo ab, nur nicht am Bauch. Gerade das Bauchfett überlebt so einige Diäten und bei vielen Abnehmmethoden schlägt der Jo-Jo-Effekt zu.

Kurbeln Sie den Stoffwechsel z.B. mit dem Intervallfasten an und legen Sie die Fettzellen am Bauch lahm. So können diese nicht mehr zu Fresszellen mutieren. Nur wer den Stoffwechsel und die damit verbundene Fettverbrennung vorantreibt, der kann auch am Bauch abnehmen. Dazu bedarf es Sport, einer gesunden Ernährung, ausreichend Schlaf und wenig Stress. Diese vier Parameter stellen letztendlich das Geheimnis dar und nicht die Abnehmpillen, Diät-Shakes und leeren Versprechungen, die auf der Packung stehen, denn unserem Organismus machen wir so schnell nichts vor.

Möchten Sie am Bauch abnehmen, verlieren Sie alleine mit vegetarischen Gerichten Kilo für Kilo. Beziehen Sie daher in der Ernährung Ihren Stoffwechsel mit ein.

Fünf Grundvoraussetzungen, wie Sie an Bauchfett verlieren

1. Essen Sie komplexe Kohlenhydrate wie Hülsenfrüchte und Vollkornprodukte.
2. Eine regelmäßige Aufnahme von Fetten sollte gegeben sein. Dazu bieten sich Öle an – halten Sie Abstand von Transfetten, die finden sich in Pommes, Fertiggerichten und Co.
3. Achten Sie auf ein adäquates Kaloriendefizit; dies sollte aber nicht zu hoch sein, sonst kommt der Jo-Jo-Effekt zur Geltung.
4. Entscheiden Sie sich für das richtige Workout wie ein High-Intensity-Intervall-Training.
5. Halten Sie alle Regeln dauerhaft ein und bleiben Sie am Ball.

Wer hätte den Sixpack und flachen Bauch nicht gerne und dennoch rücken diese beiden Varianten in weite Ferne. Sie können am Bauch abnehmen, nur gezielt und so einfach geht es nicht. Der Bauch stellt eine große Problemzone in unserer Gesellschaft dar. Dennoch können Sie die Fettpolster nach und nach abtragen, auch wenn das viszerale Fettgewebe sehr hartnäckig ist.

Sehen wir uns die Allgemeinheit an, ist der Bauch auch schon in jungen Jahren präsent. Kein Hingucker in dem Sinne, aber ein Merkmal des Wohlstands an sich. Nun nehmen wir beim Sport nicht nur unterschiedlich ab, sondern auch an den verschiedensten Stellen. Wir sind nicht nur ein geistiges Individuum, wir unterscheiden uns auch mit unseren genetischen Merkmalen. Der eine nimmt um die Hüften und am Po zu, der andere an den Oberschenkeln, und viele Fettpolster lassen sich genüsslich am Bauch nieder. So ist es auch beim Abnehmen, wir nehmen nicht alle an der gleichen Stelle ab. Das alleine entscheidet unsere Körperkomposition, und natürlich, was wir essen und wie viel wir uns bewegen. Killen Sie daher die Fettzellen am Bauch mit einer Stoffwechselkur. So beeinflussen Sie auch die exogenen Maßnahmen, und denken Sie auch daran, zum Teil sind wir unseren Genen ein wenig ausgeliefert.

Um den Stoffwechsel kontinuierlich anzutreiben, ist eine gesunde und ausgewogene Ernährung das A und O. Der Metabolismus muss täglich beschleunigt werden und sollte nicht zum Einschlafen gelangen, denn dann setzen Sie an. Daher essen Sie, wie bereits erwähnt, sehr ballaststoffreich und treiben ein wenig Sport dazu. Die beiden Komponenten sind der Schlüssel zur Gewichtsreduktion. Das Abnehmen am Bauch ist kein Akt von jetzt auf gleich. Es benötigt nicht nur Zeit, sondern auch jede Menge Durchhaltevermögen. Glauben Sie nicht, die Frühjahrskur mit einer Stoffwechseldiät lässt im Sommer einen flachen Bauch zum Vorschein bringen. Das alleine hängt von Ihrem Umfang ab, und der zeigt auf, ob es machbar ist oder nicht. Setzen Sie sich nicht mit Ihren Zielen unter Druck. Es geht alleinig darum, dem Bauchfett den Kampf anzusagen, was auch Ihrer Gesundheit keineswegs schadet. Dazu benötigen Sie ein adäquates Kaloriendefizit und so wird Ihr Körper gezwungen, auf die Fettdepots zurückzugreifen. Folglich können Sie langfristig Fett abbauen. Demzufolge müssen Sie ein moderates Energiedefizit von 500 Kilokalorien am Tag erreichen. Das verspricht einen Fettabbau von rund einem halben Kilo pro Woche. Das klingt nicht sonderlich viel, doch es tut sich etwas in Ihrem Abnehmprozess. So gelangen Sie auch nicht in den Notstoffwechsel. Dieser schützte uns in grauer Vorzeit vor dem Hungertod. Der Organismus schaffte sich in dieser Zeit genügend Fettpolster an, um den Menschen in Notsituationen vor dem Verhungern zu bewahren. Genau das möchten wir aber ausschließen und nicht die nächste Generation an Fettpolstern heranzüchten. So steckt der Teufel im Detail und kann zugleich einen Jo-Jo-effekt herbeiführen. Fördern Sie Ihren Stoffwechsel und überfordern ihn nicht. Wird er überanstrengt oder gar außenvorgelassen, dann drehen Sie sich im Kreis und verlieren schon bald die Lust an Ihrem Abnehmvorhaben.

Einen ganz entscheidenden Einfluss darauf haben die Mikronährstoffe, die sich in Fette, Proteine und Kohlenhydrate aufspalten. Im Zuge einer Diät z.B. wird eine Eiweißzufuhr von zwei Gramm pro Kilogramm Körpergewicht am Tag sichergestellt. Der Organismus wird so wenig wie möglich Muskulatur abbauen und sorgt dabei für eine regelmäßige Aufnahme von Fetten, die wiederum den angesammelten Bauchspeck freigeben; dies geschieht aber auch erst langfristig gesehen. Gerade das Fett ist ein essenzieller und lebensnotwendiger Nährstoff, der an zahlreichen Stoffwechselprozessen beteiligt ist. Ohne Fett würde auch ein Stoffwechsel nicht funktionieren. Deshalb hortet der Körper Fett, um zu überleben und seine Funktionen aufrechtzuerhalten. So geht der Körper sehr sparsam mit seinen Fettzellen um und tastet sie nur selten an. Demnach ist unser System noch immer mit der Steinzeit verankert, denn schnell könnte der Fall „Wenn" eintreffen. Überlisten Sie das System, indem Sie Ihrem Körper alles zuführen, was er braucht, aber nur in Maßen und mit Bedacht. Bedenken Sie aber auch, die Steinzeitmenschen waren mehr unterwegs als wir. Die setzten sich morgens nicht an den gemachten Frühstückstisch und der duftende

Braten wurde ihnen nicht mit Beilagen serviert. Dafür mussten die Steinzeitmenschen erst einmal die Beine in die Hand nehmen. Auch das ist in unserem Erbgut tief verankert. Wir brauchen eine adäquate Bewegung, um gesund und glücklich zu sein. Damit bleiben wir auch fit, schlank und agil.

Reduzieren Sie nicht nur die Fettzufuhr und die Kohlenhydrate, sondern achten Sie auf das Gesamtpaket. Nur mit einer entsprechenden Kohlenhydratzufuhr und Fett nehmen Sie auch gesund und langfristig ab. Dennoch sollten Sie die kurzkettigen Kohlenhydrate wie Weißmehlprodukte und raffinierten Zucker so gut es geht vermeiden. Leider zieht dieser das Bauchfett magisch an. Essen Sie daher die bereits erwähnten komplexen Kohlenhydrate wie Hülsenfrüchte, Vollkornprodukte und Gemüse. Sie spenden Ihrem Körper die nötige Energie und versorgen ihn mit Mikronährstoffen. Ebenso erreichen Sie mit dem richtigen Workout Ihr Ziel. Nur so erhalten Sie einen flachen Bauch oder vielleicht sogar ein Sixpack, denn bei jeder Gewichtsreduktion fällt eine große Masse Ihrer Muskulatur dem Abnehmprozess zum Opfer. Das sollte aber nicht Sinn der Sache sein. Sie möchten ja schlank und neu definiert in Vorschein treten und nicht an Muskeln verlieren und die Fettpolster weiterhin züchten. Doch genau das passiert, wenn man mit Übereifer an die Sache herangeht. So ist ein Ausdauertraining viel effektiver, wie sportwissenschaftliche Studien belegen. Am Effektivsten scheint das Intervalltraining mit verschiedenen Pulszonen zu sein und kombiniert demzufolge die unterschiedlichen Energiegewinnungsmechanismen unseres Körpers. Ebenso ist es auf die Kalorienbilanz und den damit bezogenen Gesamtenergieverbrauch ausgelegt. Dabei wird das Intervalltraining stufenweise durchgeführt und in einem Rhythmus von kurzen Entspannungsphasen unterbrochen. Es gilt auch als das Stoffwechseltraining, da sowohl der Grundumsatz als auch der Arbeitsumsatz des Körpers, also die Energiemengen, die der Körper im Ruhezustand und bei Aktivität verbraucht, deutlich erhöht.

Die beste Strategie beinhaltet das Stoffwechseltraining, auch Metabolic Resistance Training genannt. Mit dieser Methode können auch Sie überschüssige Pfunde am Bauch verlieren. Es findet ein Ganzkörpertraining statt, das mehrere Muskelgruppen gleichzeitig einbezieht. Das Training hat es aber in sich und dauert ca. 30 bis 45 Minuten. Da heißt es dann ran an den Speck. Es ist eher nicht für Anfänger gedacht, denn es verlangt so einiges ab. Die Pausenzeiten müssen eingehalten werden und die Übungen werden in Zirkeln durchgeführt. Es wird eine hohe Herzfrequenz erzielt und während einer Trainingszeit werden gut und gerne 600 Kalorien verbrannt. Hierbei wird der Stoffwechsel optimal aktiviert, und es werden dadurch Hormone freigesetzt, welche die Fettverbrennung bis zu 48 Stunden lang aufrechterhalten. Ist das nicht toll, so werden Sie auch im Schlaf schlank. Zudem wird das Bauchfett minimiert und Sie können das Stoffwechseltraining zum Muskelaufbau wie auch zur Fettverbrennung verwenden, da sich dieses Training Ihren Wünschen anpasst. Der Stoffwechsel gelangt in jedem Fall auf Hochtouren und das ist auch so gewollt.

Dazu ein wichtiger Auszug zu den Vorteilen des Stoffwechseltrainings

- Es ist das effektivste Training zum Fettabbau (verbrennt bis zu 600 Kalorien pro Workout).
- Es kurbelt den Stoffwechsel massiv an und hält die Fettverbrennung bis 48 Stunden lang aufrecht.
- Bei richtiger Ernährung ermöglicht es Muskelaufbau und Fettverbrennung zur selben Zeit.
- Es ist ein abwechslungsreiches, hochintensives Training (bis zu 22 verschiedene Übungen pro Workout, wöchentlich wechselnde Trainingspläne).
- Es erfordert einen minimalen Zeitaufwand: nur dreimal 30 – 45 Minuten Training pro Woche.
- Das Training kann auch ohne Hanteln durchgeführt werden.
- Es ist für jeden von uns geeignet, eine Kondition und ein körperliches Wohlbefinden sollten aber als Ausgangspunkt vorhanden sein.

Der Nachbrenneffekt ist ebenso von wissenschaftlicher Seite her belegt und dadurch wird insgesamt mehr Energie umgesetzt.

Bekommen auch Sie ein Sixpack?

Ein flacher Bauch ist das eine, ein Sixpack stellt noch einmal eine andere Herausforderung dar. Ein Krafttraining kurbelt nicht nur den Stoffwechsel an, es stellt auch die Schlüsselkomponente zum Sixpack dar. So dient es nicht nur der lokalen Reduktion des Fettgewebes, es baut auch gezielt Muskeln auf. Auch wenn das Training als ganzheitlich gilt, sticht der Bauch demzufolge in den Trainingsmethoden hervor. Bedenken Sie aber, dass unzählige Sit-ups weder kräftige Bauchmuskeln fördern noch dem Fettabbau gewidmet sind. Sie definieren eher die Körperstruktur und sind auf die Einseitigkeit ausgelegt. Freunden Sie sich mit dem Gedanken an, dass Bauchmuskeln auch nur Muskelgewebe sind. Dies setzt sich aus Muskelfasern zusammen und unterscheidet sich nur marginal von einem Pectoralis Major oder einem Bizeps. Demzufolge muss auch die Bauchmuskulatur ebenso hart trainiert werden wie jeder andere Muskel auch.

Gehen Sie das Bauchmuskeltraining in einem Wiederholungsbereich von zwölf Wiederholungen an, so beziehen Sie auch Ihren Stoffwechsel ein. Dabei ist die Anpassung der Intensität durch Gewichte eher obligatorisch anzusehen. Besonders effektive Übungen stellen die Hanging Leg Raises (Beinheben, während man an der Klimmzugstange hängt), Negative Sit-ups und Bauchmaschinen mit variablen Zusatzgewichten dar. Verfolgen Sie die richtige Strategie und nehmen dann am Bauch ab, erreichen ein Sixpack und kurbeln Ihren Stoffwechsel an. Dieses gute Zusammenspiel erreichen Sie in einem professionellen Fitness-Studio, das ganz auf Ihre Bedürfnisse ausgelegt ist. Nur bleiben Sie mit Ihrem Krafttraining oder Stoffwechseltraining am Ball, so erreichen Sie Ihr Ziel und legen auch die vielen Fettzellen flach.

Die Stoffwechselkur – Nehmen Sie in 21 Tagen ab

Wenn es um das Abnehmen oder Entgiften geht, ist die Stoffwechselkur in aller Munde. So soll man mit der Stoffwechselkur in 21 Tagen sage und schreibe 10 Kilo verlieren. Ohne Training und ohne zu hungern, soll dieser Prozess vonstattengehen. Klingt zu schön, um wahr zu sein, doch immer mehr Promis genießen die Vorteile. Doch gibt es nicht schon genug vielversprechende Diäten am Markt der guten Möglichkeiten? Wir erinnern uns an die Ananas-Diät, die Schoko-Diät, Low Carb und jetzt soll eine Stoffwechselkur alles richten? Dafür wurde sie genauer unter die Lupe genommen, denn immerhin soll sie nicht nur den Stoffwechsel anregen. Sie soll Sie ja auch innerhalb der 21 Tage um gute 10 Kilo schlanker machen. Es klingt wie ein Traum und ist vielleicht schon bald Realität. Sie werden dennoch positiv überrascht sein, lassen Sie sich einfach inspirieren. Wie es scheint, ist die Stoffwechselkur genau das Richtige für Sie. Doch zunächst einmal muss einiges erklärt werden.

Was ist eine Stoffwechselkur und was stellt man sich darunter vor?

Eines ist schon mal sicher: Es entspricht keiner gewöhnlichen Diät und ist eher eine Form der Stoffwechseloptimierung, mit der auch Sie Ihr Wunschgewicht erreichen können. Dabei wird der Stoffwechsel maximal angekurbelt und das sinnvoll und effektiv. Demzufolge wird der Körperfettanteil in sehr kurzer Zeit reduziert und das in nur 21 Tagen. Doch wie soll das gehen und wie wirkt sich dieser Abnehmprozess auf den Körper aus? Sie nehmen durch den schnellen Gewichtsverlust eine Stoffwechseloptimierung vor. Bei der Stoffwechselkur an sich wird auf eine kurzzeitig kalorienreduzierte und eiweißreiche Kost umgestellt. So werden die sogenannten Ersatzkohlenhydrate daraus gewonnen und die wiederum werden aus Po, Oberschenkel und dem Bauch abgezogen. Sie fühlen sich trotz der geringen Kalorienzufuhr satt, das liegt an dem hohen Proteingehalt, die Ihre Nahrung liefert. So beugen Sie den unliebsamen Heißhungerattacken vor und auch der berühmt berüchtigte Jo-Jo-Effekt bleibt aus. Ebenso fühlen Sie sich fit und vital und nicht müde und ausgelaugt, denn der aktivierte Stoffwechsel schwemmt sogleich Giftstoffe aus. Daher soll dem Körper immer viel Wasser oder Tee in ungesüßter Form zugeführt werden.

Des Weiteren versorgen Sie Ihren Körper mit hochwertigen Vitalstoffen, da Sie in dieser Zeit Ihre Ernährung umstellen und Spurenelemente, Mineralstoffe wie auch Vitamine an der Tagesordnung stehen. Viele Menschen, die es ausprobiert haben, fühlen sich sogleich energiegeladen, da sie in diesem Zuge auch entgiften, entschlacken und entsäuern.

Für die Stoffwechselkur stehen an den 21 Tagen vier Grundbausteine parat:

- Eine kalorienreduzierte Ernährung sorgt für einen schnellen und objektiven Gewichtsverlust.
- Eine hohe Proteinzufuhr sorgt zudem für ein langes Sättigungsgefühl und verhindert Heißhungerattacken und den Jo-Jo-Effekt.
- Durch die Einnahme hochwertiger Vitalstoffe sind Sie fitter und energiegeladener.
- Eine mäßige Bewegung statt intensivem Sport bringt den nötigen Ausgleich dafür.

So kann die 21-Tage-Stoffwechselkur beim Abnehmen helfen

Bei der Stoffwechselkur geht man von einer mehrjährigen Erfahrung aus und daher funktioniert das Stoffwechselkur-Prinzip auch so perfekt. Fangen Sie am besten noch heute damit an und folgen Sie den Spuren der Promis, VIPs sowie den Schönen und Reichen. Viele von ihnen haben die Stoffwechselkur mit Erfolg ausprobiert und somit auch Ihr Stimmungstief überwunden. Auch Sie werden vital, fit und schlank obendrein. Die Stoffwechselkur stellt keine Qual für den Körper dar, sondern gilt als Bereicherung für ihn. Er wird entgiftet und wirft damit etliche Toxine ab, und zudem findet eine Gewichtsreduktion statt. Dazu bieten sich nun Stoffwechsel-Komplettpakete an, die sich Ihrem Vorhaben annehmen.

Sie können auch dem gesunden Ernährungsprinzip folgen oder auf Nahrungsergänzungsmittel zurückgreifen. Bei den Komplettpaketen sind zudem Ernährungsvorschläge, Ratgeber und Aufbaupläne enthalten. Nehmen Sie die Variante zur Hand, die Ihnen lieb ist und mit der Sie sich wohlfühlen. Die Stoffwechselkur ist übrigens ein Segen für Körper und Geist und Sie kommen wieder in den Einklang mit sich. Um von Anfang alles richtig zu machen, werden einige Hilfsmittel und Produkte vorgestellt, denn gerade die hochwertigen Vitalstoffe stellen einen Schlüsselfaktor im Abnehmprozess dar. Nur so fühlen Sie sich während dieser Zeit fit und leistungsstark.

Dazu ein Auszug von wertvollen Vitalstoffen

- **Hochwertiges Eiweißpulver**: Mahlzeitenersatz, lange Sättigung
- **Vitamine und Mineralstoffe**: optimale Nährstoffversorgung des Körpers
- **OPC**: gegen schlaffe Haut, kurbelt Ihre Kollagenbildung an
- **Omega-3**: für Eiweißsynthese und Zellstoffwechsel
- **MSM**: unterstützt die Ausscheidung von Giftstoffen
- **Glucomannan**: gegen Heißhungerattacken, längeres Sättigungsgefühl
- **Aktivator**: wie z.B. hCG-Globuli, appetitzügelnde Wirkung
- **Ballaststoffe**: wie z.B. Weizenkleie, unterstützt die Darmtätigkeit

Die Funktion der Stoffwechselkur ist so einfach wie simpel und auf vier folgende Phasen ausgelegt: die Lade-, Diät-, Stabilisierungs- und Erhaltungsphase. Was sich komplex anhört, ist ganz einfach. Ihr Körper wird in den ersten 21 Tagen in eine Art Notprogramm versetzt. In dieser Zeit nehmen Sie nur gesunde Nahrungsmittel zu sich. Auf ungesunde Fette, Alkohol, Kohlenhydrate und schlechten Zucker wird in dieser Zeit komplett verzichtet. Obst, Gemüse und Eiweiß stehen auf Ihrem Ernährungsplan. Nehmen Sie dazu hochwertige Vitalstoffe ein, die den Abnehmprozess wohlwollend unterstützen und auch sehr hilfreich sind. So treten auch keine Mangelerscheinungen in den 21 Tagen der Stoffwechselkur auf. Die Vitalstoffe optimieren Ihren Körper und Sie fühlen sich sogleich energiegeladen. Das ist der große Vorteil daran, und ausgeklügelt ist dieses System obendrein, denn Ihnen stehen alle hochwertigen Nährstoffe zur Verfügung. Die anderen Phasen dagegen dienen der Vor- wie auch Nachbereitung und bewirken die Erhaltung des Wunschgewichts. Sie möchten ja dauerhaft schlank bleiben und nicht nur kurzfristig. Genau das macht ein gesundes und zufriedenes Leben aus.

Nun wird der Ablaufplan der vier Phasen in einem Auszug vorgestellt

- Phase 1 ist die **Ladephase** der Stoffwechselkur. Sie besteht aus zwei Schlemmertagen. An diesen beiden Tagen können Sie noch einmal alles genießen, was Sie wirklich gerne essen!
- Die **Diätphase** ist die 2. Phase. Dies ist die strenge Phase der Kur und sie dauert 21 Tage lang.
- Phase 3 ist die **Stabilisierungsphase**. Sie ist dafür da, um Ihr Gewicht zu festigen und zu stabilisieren.
- Die **Erhaltungsphase** ist die 4. und somit letzte Phase; sie hat zum Ziel, Ihr neues reduziertes Traumgewicht dauerhaft zu halten.

1. Ladephase (zwei Tage)

Am Beginn der Stoffwechselkur steht zwei Tage lang die andauernde **Ladephase** an. In dieser Zeit sollten Sie Ihren Stoffwechsel noch einmal so richtig ankurbeln und **schlemmen**, was das Zeug hält. Sie können ruhig zwischen 2.000 und 3.000 Kalorien (kcal) pro Tag zu sich nehmen.

Essen Sie einfach noch einmal Ihre Lieblingsgerichte, Süßigkeiten, Fast Food oder was Ihnen sonst am besten schmeckt. Dabei sollten Sie jedoch darauf achten, drei bis vier Liter Wasser pro Tag zu trinken und auf Alkohol zu verzichten. Was im ersten Moment kontraproduktiv klingt, bewirkt, dass in den kommenden Tagen der Körper vermehrt auf seine Fettdepots zurückgreift. Es ist völlig normal, wenn an diesen beiden Tagen die Waage noch einmal ein bis zwei Kilos mehr anzeigt. An den beiden Ladetagen wird auch mit der **Einnahme der hCG-Globuli** begonnen. Sie benötigen am Tag insgesamt 20 Kügelchen. Diese können Sie gleichmäßig über den Tag verteilen: jeweils 5 Globuli morgens, mittags, abends und vor dem Schlafengehen. Beachten Sie bitte, dass Sie die Globuli nicht sofort schlucken, sondern diese unter der Zunge zergehen lassen. Auch sollten Sie circa 15 bis 30 Minuten Abstand zum Zähneputzen, Trinken und Essen einhalten.

2. Diätphase (21 Tage)

Anschließend folgt die eigentliche Diätphase. Diese dauert **21 Tage** lang und ist entscheidend für den Erfolg der gesamten Stoffwechselkur. Kennzeichnend für diese Phase ist der stark **kalorienreduzierte** und strenge Speiseplan mit relativ einfachen Rezepten. In dieser Phase sollten Sie täglich nicht mehr als 500 bis 700 Kalorien (kcal) zu sich nehmen. Sicher stellen Sie sich sogleich die Frage: Wie soll ich mit nur knapp 700 Kalorien pro Tag auskommen? Das ist doch unmöglich! Doch neben der geringen Kalorienzufuhr pro Tag steht Ihnen ja der eigene Körper mit seinen Fettreserven zur Verfügung. Genau auf diese soll während der Stoffwechselkur zurückgegriffen und somit abgenommen werden. Um keine Mangelerscheinungen davonzutragen, beginnen Sie außerdem in der Diätphase mit der Einnahme der **Vitalstoff-Produkte**.

Damit keine Muskeln abgebaut werden, spielen die **Proteine** auf Ihrem Speiseplan eine besonders wichtige Rolle. Eiweiße sind in den kommenden 21 Tagen der Hauptbestandteil einer jeden Mahlzeit. Vermeiden sollten Sie hingegen Milchprodukte, Zucker, Kohlenhydrate wie Nudeln, Reis oder Brot, Fette jeglicher Form sowie Alkohol. Wichtig ist vor allem auch, dass Sie zu jeder Mahlzeit **nur eine Proteinquelle** zu sich nehmen. Zusätzlich helfen Ihnen die Globuli oder Tropfen dabei, dass Sie keine Hungergefühle entwickeln. Während der Diätphase ist es möglich, **bis zu 10 Prozent Ihres Körpergewichts abzunehmen,** und wenn Sie alles richtig machen: ohne Jo-Jo Effekt! Übrigens: Zu Beginn der Stoffwechselkur können Kopfschmerzen auftreten. Grund dafür ist, dass sich der Körper erst an den niedrigen Blutzuckerspiegel gewöhnen muss und Giftstoffe ausgeschieden werden. Den Kopfschmerzen entgegenwirken können Sie mit Wasser, Tees und frischer Luft.

3. Stabilisierungsphase

Auf die 21 Tage dauernde Diätphase folgt die ebenfalls **21 Tage** dauernde **Stabilisierungsphase**. In dieser Phase wird Ihre Ernährung von den bislang erlaubten maximal 700 Kalorien (kcal) pro Tag Schritt für Schritt wieder auf ein normales Level umgestellt. Diese Phase ist ausschlaggebend dafür, dass es nicht zum berüchtigten Jo-Jo-Effekt kommt.

Der Jo-Jo-Effekt setzt nämlich ein, wenn Sie nach der Diätphase sofort wieder wie vor der Diät essen, da Ihr Körper die so aufgenommenen Kalorien unverzüglich in Fettpölsterchen umwandelt. Schließlich möchte er für den nächsten, durch eine Diät ausgelösten Mangelzustand gut gewappnet sein. Zwar sind in der Stabilisierungsphase wieder alle Lebensmittel erlaubt, Sie sollten es dennoch nicht gleich übertreiben, sondern sich langsam wieder an einen normalen und vor allem ausgewogenen Speiseplan herantasten. Anfangs sollten Sie sehr zuckerhaltige und fettige Lebensmittel noch meiden. Die **Vitalstoffe** nehmen Sie in dieser Zeit im Gegensatz zu den hCG-Globuli weiter ein. In diesen drei Wochen wird Ihr Diäterfolg gefestigt. Beachten Sie außerdem Ihren Gesamt-Kalorien-Umsatz und nehmen nicht mehr Kalorien zu sich, als dieser beträgt. In einem Abnehmrechner können Sie kostenlos prüfen, wie hoch Ihr Gesamtumsatz ist!

4. Erhaltungsphase

Die letzte Phase ist zeitlich nicht begrenzt und geht in Ihre neue normale Essgewohnheit über. Idealerweise ernähren Sie sich nach der Stoffwechselkur insgesamt **ausgewogener, vollwertiger** und **gesünder als vorher**. Beachten sollten Sie weiterhin, dass Sie Ihren täglichen Kalorienbedarf nicht übersteigen und vermehrt auf gesunde Lebensmittel setzen. Gemüse, Obst und hochwertige Proteine sollten Ihren Alltag füllen und nicht Alkohol und Zucker. Berechnen Sie einfach kurz mit einem Abnehmrechner, wie viele Kalorien Sie zu sich nehmen dürfen, ohne wieder zuzunehmen. In der Zeit Ihrer Diät sollten Sie auch schon gelernt haben, wie Sie gesunde und leckere Gerichte zubereiten können. Uns fällt es immer am schwersten, auf die Ernährung zu achten, wenn wir in der Arbeit nichts Richtiges zu uns nehmen. Aus diesem Grund bereiten Sie sich immer abends schon etwas für den kommenden Tag vor. Ein kleiner Tipp: Versuchen Sie, weiterhin vor allem Wasser und verschiedene ungesüßte Tees zu trinken, denn oft nehmen wir über den Tag verteilt alleine durch Getränke wie Säfte, Limo oder Schorlen unnötig viele Kalorien zu uns und sind uns dessen kaum bewusst.

So gibt es auch Regeln bei der Stoffwechselkur

Die Regeln sind sehr einfach und übersichtlich und werden punktuell in einem Auszug aufgeführt. So haben Sie alles übersichtlich und schnell zur Hand:

- **Trinken Sie 3 bis 4 Liter Wasser** oder ungesüßten Tee pro Tag.
- Halten Sie sich an den Diätplan und essen jeden Tag **drei Mahlzeiten**. Nur wenn es nicht anders geht, darf zwischendrin auch mal ein Snack gegessen werden.
- Nehmen Sie die vorgeschriebenen Vitalstoffe und **hCG-Globuli** ein.
- Verzichten Sie auf Alkohol, Zucker und Milchprodukte.
- Vermeiden Sie Fette, Öle und Butter.
- Verzichten Sie auf fetthaltige Körper- und Gesichtscremes, da der Körper das Fett über die Haut aufnimmt.
- Essen Sie möglichst wenig Kohlenhydrate wie Brot, Kartoffeln, Nudeln oder Reis.

Die 21-Tage-Stoffwechselkur ist gut durchdacht und schenkt Ihnen Ihre Lebensenergie zurück. So dürfen alle proteinreichen Lebensmittel gegessen und Vitalstoffe zu sich genommen werden. Alleine das klingt schon mehr als gesund. Ob Promi oder nicht, danach fühlen Sie sich wie neugeboren. Dazu wurde ein kleiner Ernährungsplan als Anhaltspunkt zusammengestellt, also der rote Faden im Geschehen, um von Anfang an alles richtig zu machen. Es ist sicher ein strenger Ernährungsplan, doch das sind andere Ernährungspläne auch. Dennoch erfordern diese 21 Tage ein gewisses Maß an Struktur und Disziplin. Aber genau das macht die Stoffwechselkur letztendlich aus. Sie nehmen schnell und gesund ab und mit ein bisschen Glück und gutem Willen, behalten Sie Ihr Wunschgewicht bei.

Demzufolge könnte Ihr Ernährungsplan so aussehen – Auszug mit Beispielen

Frühstück: Ein Glas stilles Wasser, eine Tasse Tee oder eine Tasse schwarzer Kaffee ohne Zucker und Milch ist das ideale Frühstück während der Stoffwechselkur. Dazu gibt es 100 Gramm Magerquark mit Beeren. Grundsätzlich sollte das Frühstück einfach ausfallen, damit der Stoffwechsel langsam in die Gänge kommt und nicht gleich morgens auf Hochtouren läuft.

Mittagessen: Eine Portion Hühnerbrust mit gedämpftem Gemüse als Beilage. Bei dieser Mahlzeit sollten Sie immer eine Proteinquelle (also am besten Fleisch oder Fisch) mit Gemüse kombinieren.

Abendessen: Zum Abendessen gibt es dann erneut eine Portion mageres Fleisch oder mageren Fisch mit frischem Gemüse. Alternativ können Sie sich auch 150 Gramm Magerquark mit Schnittlauch und einem Ei machen. Wie auch schon beim Mittagessen sollten Sie beim Abendessen darauf achten, viel Protein zu sich zu nehmen.

Kommt zwischendurch einmal der kleine Hunger auf, sind eine Scheibe Knäckebrot, Gemüse und zuckerreduzierte Obstsorten erlaubt. Auch ein Eiweißshake oder ein grüner Smoothie darf es sein. Ansonsten trinken Sie ein Glas Wasser, das stillt den Hunger und bremst die Gelüste aus. Trinken Sie zudem drei bis vier Liter pro Tag und das in ungesüßter Form. Dann darf es auch der heiße Tee und duftende Kaffee sein. Am besten eignet sich aber stilles Wasser bei der 21-Tage-Stoffwechselkur. Das entschlackt und entgiftet zugleich. Schmeckt Ihnen pures Wasser zu fad, dann geben Sie einen Spritzer Zitrone und ein Stück Ingwer mit hinein. Diese Komponenten kurbeln zugleich den Stoffwechsel an.

Dies sind kleine Kügelchen mit großer Wirkung, die den Stoffwechsel anregen. Die homöopathischen Arzneien dienen zahlreichen Krankheitsbildern und die kleinen Kügelchen zählen zu den bekanntesten Darreichungsformen der Homöopathie. Demzufolge bewirken sie auch bei einer Stoffwechselkur mehr, als man denkt. So unscheinbar Globuli auch sind, so hilfreich sind sie. Eine Alternativmedizin, die sich mit Schüßler-Salzen, Bachblüten und Nahrungsergänzungsmitteln vereint. Globuli bedeutet im Lateinischen nichts anderes als Kügelchen, die mit einer bestimmten Potenz einhergehen. Der Begründer der Homöopathie war übrigens der Apotheker, Arzt und Chemiker Samuel Hahnemann (1755 – 1843), der damit die Selbstheilungskräfte aktivierte und Ähnliches mit Ähnlichem heilte. Heute gehen die Globuli ihren Weg und sind für viele Bereiche einsetzbar. Aber auch hier sollten Sie auf das Zusammenspiel der Verträglichkeit und Wirksamkeit achten. So werden hCG als Tropfen oder in Form von Globuli angeboten. Diese bestehen aus Xylitol oder Milchzucker und aus Haushaltszucker. Die homöopathischen Arzneimittel, die auf dem Ähnlichkeitsprinzip beruhen und den Organismus zur Selbstheilung anregen. Damit dienen sie auch der Stoffwechselkur und regen den Metabolismus zur Arbeit an. Um Ihnen eine reine Qualität und keine Nebenwirkungen zu verschaffen, werden diese ausgeschaltet und dieses Verfahren heißt Dynamisieren und Potenzieren. Dazu ein Auszug aus den Verdünnungsgraden: Je nach Verdünnungsgrad unterscheidet man verschiedene **Potenzen**. C-Potenzen sind im Verhältnis 1:100 verdünnt und mit zehn Schüttelschlägen hergestellt. D-Potenzen sind im Verhältnis 1:10 verdünnt und ebenfalls mit zehn Schüttelschlägen hergestellt. Die darauffolgende Zahl gibt die Anzahl der durchgeführten Potenzierungsschritte an. So sind Globuli der Klasse C3 zum Beispiel im Verhältnis 1:1.000.000 verdünnt.

Globuli sind heute in aller Munde und helfen auch Ihnen beim

Abnehmen, bei Krankheiten und schenken Ihnen mehr Wohlbefinden. Das erreichen Sie mit einem bestimmten Wirkungsgrad und darum werden die hCG-Globuli optimal bei einer Stoffwechselkur eingesetzt. Diese entstammt auch in einer abgewandten Form der hCG-Diät. Bei dieser ist die Einnahme der Globuli sogar vorgeschrieben, um eine bessere Wirkung zu erzielen. Die drei Buchstaben bedeuten in der Langfassung humanes Choriongonadotropin, was die Informationen des Schwangerschaftshormons darstellt. Eigentlich spielt es bei der Versorgung des ungeborenen Kindes und der Mutter eine wesentliche Rolle. Es sorgt dafür, dass man während einer nicht ausreichenden Ernährung seine Fettdepots abbaut. Damit ist die Versorgung weiterhin gegeben und das Hormon hat eine ganz besondere Wirkung und einen sehr ansprechenden Nebeneffekt, denn es ist ebenso appetitzügelnd. Damit werden die lästigen Fettpolster abgebaut und die Stoffwechselkur wird vorangetrieben. Des Weiteren bleiben die Heißhungerattacken wie auch der Jo-Jo-Effekt aus. Ebenso soll diese Form des Abnehmens sehr nachhaltig und effektiv sein, denn es werden so schnell keine Fettdepots mehr aufgebaut. Vorausgesetzt, Sie essen normal und übertreiben es nicht. Dabei geht es um die Anregung des Stoffwechsels, was dazu führt, die Fettpolster endgültig und dauerhaft loszuwerden. Dies entsteht durch eine eingeschränkte Kalorienzufuhr von maximal 700 Kalorien am Tag. Damit der Blutzuckerspiegel konstant bleibt, wird ein wenig Sport betrieben, sehr eiweißreich gegessen und die Kohlenhydratzufuhr stark eingeschränkt.

Auch und gerade mit dieser Stoffwechselkur erreichen Sie Ihr Ziel und Sie werden mit Nahrungsergänzungsmitteln bestens versorgt. Mangelerscheinungen sollen nicht sein und keine Defizite bei der Nährstoffversorgung auftreten. Nur dann kann eine Stoffwechselkur auch sinnvoll sein. Doch wie kam es zu den hCG-Globuli? Der britische Endokrinologe Albert Simeons machte Beobachtungen bei schwangeren indischen Frauen, die eine sehr kalorienarme Ernährung vorwiesen. So untersuchte der Endokrinologe den Zusammenhang zwischen dem Abbau von Fettgewebe und hCG, dem Schwangerschaftshormon. Schnell stellte Simeons fest, dass mehr Fett als Muskelmasse abgebaut wird, wenn eine Injektion von hCG verabreicht wird. Ebenso ist eine fettreduzierte wie auch kohlenhydratarme und kalorienreduzierte Kost Pflicht. Ein gutes Zusammenwirken präsentierte sich ihm, das das Fett nach und nach schmelzen ließ. Heute ist eine hCG-Injektion nicht nur stark umstritten, sondern teilweise verboten. Doch mit dem hCG in Form von Globuli kann das Schwangerschaftshormon laut Hersteller bedenkenlos eingenommen werden. Die hCG-Globuli stellen eine wichtige und optimale Ergänzung bei einer Stoffwechselkur dar. Selbst von Therapeuten und Ernährungsberatern werden die weißen, kleinen Kügelchen empfohlen. Sie vereinfachen den Abnehmmodus und regen rein natürlich den Stoffwechsel an. Im Zusammenhang mit hCG kommt auch Gonadotropin C30 bestens zum Einsatz. Es stellt wiederum ein Sexualhormon des hCG dar und gehört der Gruppe der Gonadotropine an. Demzufolge können auch Sie die Vorteile von Gonadotropin genießen. Dazu ein interessanter Auszug:

- Es verhindert ein Absacken des Blutzuckerspiegels.
- Es kommt nicht zu Heißhungerattacken.
- Es bewirkt eine **Appetitzügelung.**
- Es sorgt für eine **Stimmungsaufhellung.**
- Es kommt nicht zu depressiven Verstimmungen und Abgeschlagenheit.
- Die Elastizität der Haut wird unterstützt – erschlafftem Gewebe und Cellulite wird so vorgebeugt.

Um die Wirkung auch anschaulich zu gewähren, wird das Hormon hCG so lange verdünnt und verrieben, bis die gewünschte Hochpotenz C30 entsteht. Dann ist das Hormon hCG im Verhältnis 1:1060 enthalten und so chemisch nicht mehr nachweisbar. Dennoch greifen die Globuli in Ihren Hormonhaushalt ein, machen Sie von diesem Gebrauch. Auch wenn sie nicht schädlich und strukturbedingt in den Organismus eingreifen, um den leidigen Fettpolstern den Kampf anzusagen. In einer Studie wurde aber aufgezeigt, dass die hCG-Globuli durch ihren erwünschten Erfolg glänzen und keine hormonbedingten Nebenwirkungen auftraten. Möchten Sie auf Nummer sicher gehen, ist ein Arztbesuch anzuraten, auch wenn die hCG-Globuli frei verkäuflich sind. Nun sollen Männer und Frauen gleichermaßen von den hCG-Globuli profitieren, auch das ist mit einem Arzt abzuklären, da es sich im Wesentlichen um ein Schwangerschaftshormon handelt. Ansonsten dient hCG der Stoffwechselkur und sorgt für die gewisse Nachhaltigkeit, wenn es um den Abbau der Fettpolster geht. Diese sollen für immer und ewig verschwinden, vorausgesetzt, Sie stellen Ihre Ernährungsweise mit um. Nehmen Sie daher die Globuli anstatt der Tropfen ein, diese enthalten wiederum Alkohol und können nicht von jedem bedenkenlos eingenommen werden. Der Stoffwechsel ist eine Art Baukastensystem und kann auch in der Form mit hCG bestens unterstützt und angekurbelt werden. Kinder, Schwangere und Stillende sollten von den hCG-Globuli dennoch Abstand halten und auch die Einnahme stellt einige Regeln auf. Dazu ein kleiner ansprechender Auszug:

- Nehmen Sie die Globuli immer in einigem zeitlichen Abstand zu anderen Medikamenten ein.
- Vor und nach der Einnahme der Globuli sollten Sie weder essen noch trinken oder die Zähne putzen – nehmen Sie die Globuli am besten 30 Minuten vor Ihren Mahlzeiten ein.
- In jenem Zeitraum, in dem Sie eine Kur mit homöopathischen Arzneimitteln machen, sollten Sie auf Alkohol, Nikotin, Schwarztee und Kaffee verzichten.
- Achten Sie darauf, die Globuli einige Minuten im Mund zu lassen und nicht sofort zu schlucken.

Globuli sind heute in aller Munde und werden bei Mensch und Tier gleichermaßen erfolgreich eingesetzt. Gerade der Stoffwechsel wird durch die Einnahme der hCG-Globuli kontinuierlich angeregt und aktiviert. Somit entstehen keine Höhen und Tiefen bei der Stoffwechselkur und eine Gleichmäßigkeit tritt ein. Ein gesundes und wirkungsvolles Abnehmen ist daher garantiert. Globuli unterstützen und regen den Organismus an, seine Arbeit wieder aufzunehmen, sie greifen aber nicht in diesen ein. Sie erzielen bessere und langanhaltende Ergebnisse. Auch der Hypothalamus wird umprogrammiert und die

Selbstheilungskräfte werden aktiviert. Daher kann es sinnvoll sein, den Stoffwechsel mit hCG-Globuli zu beschleunigen, denn Ihr Körper spricht auf diese Form der Homöopathie bestens an. Vergessen Sie aber nicht, ihn mit einer gesunden Lebensweise und positiven Lebenseinstellung zu unterstützen. Dann wirkt sich eine Stoffwechselkur ganz besonders gut auf Sie aus.

Die meisten von uns wurden schon mal mit dem Thema Abnehmen konfrontiert und wissen, wie schwer es ist, abzunehmen und das Gewicht dann auch zu halten. Beziehen Sie aber ganz bewusst den Stoffwechsel mit ein, beschäftigen Sie sich nicht nur mit dem Abnehmen, sondern gehen auf Ihren Köper ein, denn dieses ausgeklügelte Geflecht und Struktursystem möchte gerne einbezogen werden. Pillen, Shakes und andere Annehmprodukte gaukeln Ihrem Körper nur etwas vor. Mit einer Stoffwechselkur gehen Sie das Problem im Detail an und Sie nehmen rein natürlich und gesund ab.

In diesem Kapitel erwartet Sie eine Reise durch die menschliche Verdauung und das Stoffwechselgeschehen. Das ist spannender als gedacht, denn jede zugeführte Nahrung passiert über kurz oder lang den Darm und einige Kohlenhydrate machen einen keinen Ausflug in die Darmflora. Danach treten sie in den Blutkreislauf ein und so geht es um das Hormon Insulin, den Blutzuckerspiegel und die Aufnahme von Kohlenhydraten in die Zellen. Dort werden sie letztendlich abgebaut. Es geht um die Kohlenhydrate, die uns geläufig sind, und wir wissen auch, wo sie vorkommen. Doch was passiert mit den Kohlenhydraten, die den Darm auf ihrer letzten Reise passieren? Im Wesentlichen geht es bei den Kohlenhydraten um Fruchtzucker = Fruktose und Traubenzucker = Glucose. Die natürlichen Nahrungsmittel wie Hülsenfrüchte, Kartoffeln und Getreide liefern uns die Stärke daraus. Nun spielt neben der Stärke auch der Zucker, die Saccharose, eine epochale Rolle. Dieser Zweifachzucker besteht aus einem Teil Furchtzucker und einem Teil Traubenzucker.

Schauen wir uns nun unser Verdauungssystem an, beginnen wir, neben dem Stoffwechsel in den Verdauungskanal zu blicken. Im Mund wird die Nahrung zerkleinert und dann hinuntergeschluckt. Sie rutscht nach und nach in die Speiseröhre und landet schließlich und endlich im Magen. Für einige Zeit wird die Nahrung dort festgehalten und gesammelt. Das zunehmende Sättigungsgefühl wird durch das Ausdehnen des Magens erzeugt. Im Anschluss wird der Nahrungsbrei in kleinen Portionen in den Dünndarm transportiert und mit Verdauungssäften angereichert. Diese enthalten Enzyme, die wiederum chemische Reaktionen auslösen. Die Aufgabe der Verdauungsenzyme besteht darin, die Nährstoffe in Grundbausteine zu zerlegen. Nur so können sie im Nachgang von den Zellen der Darmwand aufgenommen werden. Da die Stärke aus langen Traubenzuckerketten bestehen, können diese von den Enzymen schrittweise aufgespalten werden. So bleibt nur noch ein einfacher

Traubenzucker übrig. Das passiert auch mit dem Zucker, der in einfachen Fruchtzucker und Traubenzucker zerlegt wird.

Wie Sie sehen, ist unser Verdauungstrakt ziemlich komplex, und so kann es auch passieren, dass Kohlenhydrate nicht vollständig verdaut werden können. Das passiert gerade bei einer Milchzuckerunverträglichkeit, der sogenannten Lactoseintoleranz. Dieser ist ein besonderer Zweifachzucker, der mit einem ganz besonderen Enzym, der Lactase, aufgespalten wird. Bei einigen Menschen fehlt jedoch dieses Enzym und der Milchzucker bleibt im Verdauungssystem intakt. Wiederum kann er nicht von den Darmzellen aufgenommen werden. Demzufolge wandert er dann unverdaut den Dünndarm entlang, bis er im Dickdarm ankommt. Erst im Dickdarm kann der Milchzucker abgebaut werden. In diesem lebt ein großer Teil der Darmbakterien, die kein großes Problem mit dem Abbau von Milchzucker haben. Auch stellt der Dickdarm seine eigenen Bakterien her. Doch nun kommt der große Nachteil daran, denn es werden unangenehme Nebenprodukte gebildet, die mit Beschwerden wie Bauchschmerzen und Blähungen einhergehen. Im Prinzip ist das ein normaler Prozess und die Lactoseintoleranz auch keine Krankheit, sondern auf der ganzen Welt vertreten. Die Milch spielt bei uns wie bei den Säugetieren nur in der Entstehung eine wichtige Rolle. Als Säugling sind wir auf diese Nahrungsquelle angewiesen, im weiteren Verlauf spielt die Milch keine Rolle mehr. Und gerade deshalb wird die Bildung von Lactase sehr früh wieder eingestellt, da sie im körperlichen Geschehen nicht mehr vorgesehen ist. Nun musste sich der Körper wieder rein genetisch anpassen, da im Laufe der Zeit der Konsum von Kuhmilch zunahm. Das betrifft gerade den europäischen Raum, denn die Milch macht's, wie es in der Werbung heißt. Infolgedessen muss der Körper in das Erwachsenenalter hinein wieder die Lactase herstellen. Trotzdem kann die Milchunverträglichkeit in jedem Alter auftreten und auch Sie sollten dann auf Frischmilch verzichten. Greifen Sie lieber zu Joghurt oder Käse, dort ist der Milchzucker zum größten Teil schon abgebaut.

Die Gesundheit liegt somit im Darm und ist eng mit dem Stoffwechsel verbunden – die Darmflora ist ein wichtiger Teil davon. Sie sorgt für unsere Gesundheit und unser Wohlergehen. Wussten Sie, dass wir zehnmal mehr Bakterien im Darm aufweisen, als wir eigene Zellen im Körper haben? So sind etliche Forscher der Meinung, man könnte die Darmflora als ein eigenes Stoffwechselorgan betrachten. Sie übernimmt lebenswichtige Aufgaben im Körper und hält uns zudem fit. Ist der Darm träge und faul, sind es wir auch. Daher muss das Stoffwechselsystem kontinuierlich angetrieben werden. Schädliche Keime haben es z.B. sehr schwer, sich auszubreiten, ist die Darmflora gesund und stark. Das wirkt sich auch auf unser Befinden und Immunsystem aus und somit ist der Darm unser größtes Immunorgan. Er ist eng mit unserem Stoffwechsel, dem Immunsystem und unserer Gesundheit verbunden. Gerade die Darmbakterien trainieren das Immunsystem und bringen dem Darm bei, wer Freund und Feind ist, und diese auch zu unterscheiden.

Der Darm ist somit nicht nur ein schnödes Verdauungsorgan, die Darmflora gibt z.B. eine Vielzahl von Botenstoffen in das Blut und so kann er sich mit dem ganzen Körper unterhalten. Diese Botenstoffe beeinflussen den ganzen Stoffwechsel, das Gehirn wie auch das Fettgewebe. Über seine gesamte Wirkungsweise kann man nach dem heutigen Stand nur spekulieren, denn der Darm wurde lange Zeit nur als Ausscheidungsorgan betrachtet. In Tierversuchen wurde aber festgestellt, dass alleinig über die Manipulation der Darmflora die Intelligenz, das soziale Verhalten und das Körpergewicht der Tiere beeinflusst wurden. So weiß man heute schon, unser Darm ist das zweite Gehirn und sollte nicht außer Acht gelassen werden – gerade wenn es um das Abnehmen und den Stoffwechsel geht. Nicht nur die überflüssigen Pfunde stehen im Fokus des Geschehens, der Darm und der Stoffwechsel sollten im Vordergrund stehen. Nur dann hat das Abnehmen auch wirklich Sinn, wenn wir verstehen, worum es im Eigentlichen geht. Nun aber zurück zu den Kohlenhydraten, die erfolgreich in den oberen Etagen des Darms zu Einfachzucker zerlegt wurden. Damit können sie von den Zellen der Darmwand problemlos aufgenommen werden.

Jetzt kommt der Blutzuckerspiegel ins Spiel. Feinste Blutgefäße ummanteln den ganzen Darm und diese transportieren die Nährstoffe ab, die dann in der Leber landen. Das geschieht durch die sogenannte Portalvene. Wie bekannt, ist die Leber unser zentrales Stoffwechselorgan und zugleich ein sehr wichtiger Nährstoffspeicher. Wohl dosiert werden die Nährstoffe aus der Verdauung in die Blutbahn abgegeben. Aber die Leber kann noch viel mehr. Sie zieht den größten Teil des Traubenzuckers aus dem Verkehr und so wird dieser als Glykogen abgespeichert. Auch diese Vorgehensweise beeinflusst unser Stoffwechselgeschehen. Demzufolge wird der Traubenzucker wieder zu langen Ketten umgebaut, wie es bei der Stärke der Fall ist. So kann er später und bei Gebrauch schneller wieder aufgespalten werden. Der Rest des Traubenzuckers gelangt in den allgemeinen Blutkreislauf und erhöht somit den Blutzuckerspiegel. Der Traubenzucker, die Glucose, wird übrigens als Blutzucker bezeichnet und kann im Nachgang von jeder Zelle im Körper aufgenommen und als Energie genutzt werden. Der Fruchtzucker wiederum wird nur in der Leber abgebaut, denn die Leber besitzt als einziges Organ den entsprechenden Transporter (GLUT 5) dafür. Nur so kann die Energiequelle genutzt und vom Körper aufgenommen werden.

Man sollte zudem nicht vergessen, dass der Fruchtzucker weiter zu Energie abgebaut wird, wie auch das Fett und der Traubenzucker umgewandelt werden. Die zugeführte Nahrung wird demzufolge in ihre Bestandteile aufgelöst, umgewandelt und teilweise tritt sie als Energie hervor. Der Blutzuckerspiegel steigt dann an, je schneller die Kohlenhydrate im Darm verdaut werden. Die Verdauung wird optimal durch unsere natürlichen Grundnahrungsmittel verlangsamt, wie Hülsenfrüchte und Vollkorngetreide. So können die Verdauungsenzyme den Traubenzucker erst nach und nach freisetzen und haben so einiges zu knabbern. Folglich steigt der Blutzuckerspiegel nur langsam und gleichmäßig an. Ist der Blutzucker zu hoch, werden auch keine Fettzellen abgebaut. Daher können Zucker und Weißmehl sehr schnell verdaut werden, da sie wenig bis gar keine Ballaststoffe enthalten. Gesüßte Getränke sind voll mit Kohlenhydraten, sie rutschen quasi ungebremst in den Magen und überfluten den Darm regelrecht. Der Anstieg des Blutzuckerspiegels ist somit garantiert und ein Abnehmen fast unmöglich. Demzufolge kommt auch der Stoffwechsel ins Wanken, da er seine Aufgaben nicht mehr leisten kann.

Somit ist der Stoffwechsel mehr als nur ein Wort, sondern ein einzigartiges System, das den ganzen Körper beherrscht. Dennoch nehmen viele Faktoren einen positiven und negativen Verlauf und das kann dem Stoffwechsel schaden. Jeder von uns hat eine unterschiedlich und einzigartig zusammengesetzte Darmflora, die sich infolgedessen sehr verschieden auf die Verdauung auswirkt. Die einen haben einen gut funktionierenden Verdauungsapparat, die anderen wiederum nicht. Die einen leiden an Durchfall, andere an einer Verstopfung. Doch der Darm benötigt sein Gleichgewicht und das fängt mit einem aktiven Stoffwechsel und einer gesunden Ernährung an. An Bewegung sollte es auch nicht fehlen, denn so läuft man dem Darmkrebs davon. Ebenso unterscheiden wir uns sehr stark in unserem Lebensstil, der Genetik wie der Darmflora auch, hören Sie daher gut in sich rein. Der Darm spricht teilweise zu Ihnen und macht sich durch Krankheiten und das Wohlbefinden bemerkbar. So kann man die Menschen nicht über einen Kamm scheren, denn jeder von uns verstoffwechselt anders. Viele Diäten sind aber nur auf das Abnehmen bezogen und lassen den gesamten Organismus außen vor. Eine Stoffwechselkur dagegen bezieht den ganzen Körper mit ein. So wurde auch das Thema Verdauung im Einzelnen aufgegriffen, da es eng mit dem Stoffwechsel verbunden, aber nicht mit ihm gleichzusetzen ist.

Nehmen wir uns das Insulin, auch als Speicherhormon bekannt, einmal vor. Hormone sind Botenstoffe, die den Zellen sagen, was zu tun ist. Um Botschaften zu übermitteln, docken die Hormone an den Zellen an. Nun kommt das Insulin ins Spiel. Es wird durch die Aufnahme von Nahrung ausgeschüttet und erzeugt bei den Zellen einen Türöffnereffekt. Denn diese öffnen die Tore, um Nährstoffe aus dem Blut aufzunehmen. Vor verschlossenen Türen würde dann der Traubenzucker ohne Insulin stehen und könnte nicht in das Innere der Zellen gelangen. Auch wenn sich diese Vorgänge umständlich anhören, es sind wichtige Lebensmaßnahmen und der Blutzuckerspiegel muss demzufolge vom Körper reguliert sein. Es gibt nun mal Zellen, die auf die Energiequelle

Traubenzucker angewiesen sind. Und so sollte der Traubenzucker im Blut niemals ausgehen, sonst sinkt der Blutzuckerspiegel zu stark ab, man gelangt unweigerlich in den Unterzucker und erleidet einen Schock. Doch bei gesunden Menschen kommt dieser Zustand eher selten vor. Das Insulin, das lebenswichtig ist, wird wiederum in der Bauchspeicheldrüse hergestellt, die keine Drüse an sich ist, sondern eher ein Organ. So misst die Bauchspeicheldrüse ständig den Blutzuckerspiegel und bemerkt Defizite sehr schnell. Sofort wird genügend Insulin bereitgestellt und die Zellen beginnen, den Traubenzucker aufzunehmen. Jedes dieser körpereignen Details hängt im Wesentlichen mit dem Stoffwechsel zusammen und beeinflusst ihn negativ wie positiv.

Im menschlichen Körper umfasst der Stoffwechsel alle chemischen Reaktionen, die der Aufrechterhaltung des Lebens dienen. Die Hormone sind die Botenstoffe darin, die von den hormonbildenden Zellen im Körper ausgeschüttet werden. Diese werden anschließend über das Blut transportiert. Ebenso sind im Stoffwechselsystem die Enzyme unentbehrlich und beschleunigen und steuern einen Großteil aller biochemischen Vorgänge im Körper. So öffnen z.B. die Hormonschlüssel die Zellmembrane und dienen ebenfalls als Signalstoffe und vermitteln zwischen den Geweben und Organen. Dies nennt man auch Stoff- oder Informationsaustausch und der Stoffwechsel als Gesamtes wird als der Regulator bezeichnet. Demzufolge finden ständig Vermittlungsprozesse im Körper statt. So können schon kleinste Enzymdefekte den Stoffwechsel und die Hormone in ihrer Tätigkeit stören. Durch diesen Effekt kommen die verzahnten Prozesse ins Stocken und die Steuerung läuft aus dem Ruder. Gleichzeitig werden angehäufte Abbau- und Abfallprodukte nicht mehr ausgesondert, sie vergiften die Zellen und die Energiebereitstellung liegt lahm. Infolgedessen läuft der Körper im Sparflammenmodus und kann etliche Funktionen wie auch die Stoffwechselprozesse nicht mehr ausführen. Etwas 3.000 angeborene und verschiedene Fehlfunktionen des Stoffwechsels sind bekannt und nicht zu unterschätzen. Einige Fehlfunktionen enden sogar tödlich, so schwer können die Folgen sein.

Da die Hormone die Körpertemperatur, den Kreislauf, unser Verhalten, den Stoffwechsel wie auch den Wasser- und Salzhaushalt und noch viel mehr regulieren, sind alle Hormone lebenswichtig und stimmen wie ein Zahnrad überein. Es ist erstaunlich, dass unser Körper weiß, welche Hormone er bilden muss, um das Gleichgewicht im Körper aufrechtzuerhalten. Bestimmte Regelkreise leiten die Hormone und bilden diese auch, nur so können wir Menschen auch bestehen. Sie beeinflussen den Stoffwechsel maßgeblich und so schüttet der

Hypothalamus im Gehirn das **Gonadotropin-Releasing-Hormon** (Gn-RH) aus, das mit dem Blut zur Hirnanhangsdrüse (Hypophyse) gelangt und dort bei der Frau die Bildung des **luteinisierenden Hormons** (LH) und **Follikel-stimulierenden Hormons** (FSH) bewirkt. FSH und LH werden mit dem Blutstrom zu den Eierstöcken transportiert und lösen im weiblichen Körper die Produktion von Geschlechtshormonen (**Östrogene** und **Gestagene**) aus. Ebenfalls werden wir alle von außen gesteuert und das fängt beim Stress und der körperlichen Anstrengung an. Auch hier haben die Hormone ihre Hände mit im Spiel. Denn sind wir im Stress, nehmen wir nicht mehr ab, der Stoffwechsel fährt sich automatisch herunter, mehr Adrenalin und Kortisol werden gebildet und dem Körper zugeführt. Auch das schränkt das Stoffwechselgeschehen ein.

Bei Übergewicht kann hin und wieder die Schilddrüse an den zu vielen Kilos schuld sein und das Abnehmen fast unmöglich machen. Aber auch der innere Schweinehund, der uns auf die Couch ruft, statt in den Sport zu gehen, oder die Pralinen bei Stress tun ihr Übriges. Ebenso bestimmt der Stoffwechsel den Zeiger der Waage sehr einflussreich und kann hinter dem Übergewicht und der Schilddrüsenunterfunktion stehen. Die wichtigsten Hormone bilden die Schilddrüse, Trijodthyronin (T3) und Tetrajodthyronin (T4) regulieren das gesamte Stoffwechselgeschehen. So sind bei einer Schilddrüsenunterfunktion alle Stoffwechselvorgänge verlangsamt, demzufolge ist der Energiebedarf verringert und so macht die Schilddrüsenunterfunktion zugleich den Stoffwechsel schlapp. Der Grundumsatz in den Zellen sinkt und ein Hormonmangel tritt ein. Das Gewicht steigt an und die Leistungsfähigkeit sinkt, aber auch der Magen-Darm-Trakt, das Herz-Kreislauf-System wie auch das Nervensystem sind stark eingeschränkt. Die Schilddrüsenunterfunktion ist ein schleichender Prozess und viele Betroffene wundern sich, warum sie immer mehr an Gewicht zulegen, obwohl die Essgewohnheiten nicht verändert wurden. Dem nicht genug, kommt es vermehrt zu Flüssigkeitseinlagerungen im Körper. Letztendlich wird auch die Verdauung verlangsamt, der Stoffwechsel arbeitet im Sparflammenmodus und zu guter Letzt nimmt das Hungergefühl rasant zu. Ist dies der Fall, sollte ein Arzt für eine Diagnostik aufgesucht werden. Um abzunehmen, der Antriebslosigkeit zu entfliehen und die innere Unruhe zu bewältigen, ist es ratsam, den Stoffwechsel zu beschleunigen, nur ist dieser eng mit den Launen und Defiziten der Schilddrüse verbunden. Folglich braucht es die Hilfe eines Arztes, der die Schilddrüse auf den Normalwert einstellt und so auch das Stoffwechselgeschehen wieder in Gang bring. Das kleine Organ am Kehlkopf in Schmetterlingsform ist übrigens der Dirigent unseres Körpers und muss wieder in Balance gebracht werden, um dann den Hormonhaushalt ordnungsgemäß zu regulieren.

Der Stoffwechsel ist somit kein eigenständiges System, sondern mit etlichen Hormonen und Organen verbunden und verbandelt. Daher sind auch zwei Maßnahmen beim Abnehmen besonders wichtig und von Bedeutung und eines benötigen Sie auch: Geduld und Spucke, um die überflüssigen Pfunde wieder loszuwerden.

Maßnahme 1

Ein voller Magen signalisiert ein Sättigungsgefühl, essen Sie somit ein kalorienarmes Essen, das mit Gemüse und zuckerarmen Obstsorten einhergeht. Denn 80 Prozent basieren auf dem Volumen und nicht auf dem zugeführten Kaloriengehalt.

Maßnahme 2

Reduzieren Sie den Zucker, wo es nur geht, verdeckten Zucker in Knäckebrot oder Naturjogurt essen wir eh schon mit. Gerade die Zuckerwerte beeinflussen den Insulinbedarf und bei der Stoffwechselunterfunktion ist der Stoffwechsel leider auf Sparflamme gesetzt. Die Regelprozesse der Schilddrüse verhindern sein Zutun. Nehmen Sie dann noch vermehrt Zucker auf, kommt Ihr Stoffwechsel regelrecht aus dem Tritt. Das wiederum kann den Allgemeinzustand verschlechtern und ebenso Ihr Gewicht erhöhen. Wie immer ist auch hier Sport angesagt, denn das tut der angeschlagenen Schilddrüse gut, Sie bringen den Stoffwechsel wieder auf Trab und erhöhen den Energieverbrauch der Muskeln im Ruhezustand. Zudem werden die Hormondrüsen besser durchblutet und die Schilddrüsenfunktion wird aktiviert und angeregt. Bedenken Sie, um den Stoffwechsel anzuregen, muss die Schilddrüse einwandfrei funktionieren, dann purzeln auch die Pfunde.

Alkohol und Abnehmen passen einfach nicht zusammen, daher sollten Sie auf alle alkoholischen Getränke verzichten, denn die meisten davon sind wahre Kalorienbomben und werden auch nicht umsonst als flüssige Nahrung bezeichnet. Nicht nur das, der Alkohol hat den fiesen Nachteil, Hunger auf deftiges Essen zu machen, und er bremst zugleich den Fettabbau. So entpuppt sich der Alkohol als Kalorienfalle und wie schnell ist man ihm auch verfallen. Ein Bierchen hier, ein Wein da und beim Sektempfang langt man so richtig zu. Der Alkohol spricht für die Geselligkeit und doch fördert er zugleich das Übergewicht. Ebenso kann Alkohol auch abhängig machen, dafür spricht die Alkoholikerfigur. Dünne Beine und ein dicker Bierbrauch sprechen dann für sich. Der Alkohol bremst den Stoffwechsel so schön aus und nagelt die überflüssigen Pfunde fest an die gewohnten Problemzonen. Leider ist der Alkohol kein Fallschirm und kein Rettungsboot, sondern das „Schiff, mit dem Du untergehst", wie Herbert Grönemeyer im Jahr 1984 mit seinem Lied ausdrückte. In Maßen erlaubt, in Mengen jedoch raubt der Alkohol einem auch den Verstand. Wer sinnvoll abnehmen möchte, sollte den Alkohol beiseitelassen, da dieser den fiesen Heißhunger antreibt, da das Appetitzentrum angeregt wird. So werden auch die Essensgerüche viel intensiver wahrgenommen und die Gelüste auf Deftiges nehmen zu. Des Weiteren wird die Produktion der Magensäure angeregt, das kurbelt den Hunger zusätzlich an und legt den Stoffwechsel lahm. Die Verdauung verlangsamt sich und die zugeführten Kalorien landen zielstrebig in den Fettdepots. Demzufolge essen Sie mehr und der Alkohol an sich ist auch mit reichlich Kalorien bedacht. Man kann sagen, der Alkohol ist das flüssige Stück Brot, denn in einem Glas Bier stecken genauso viele Kalorien wie in einer Scheibe Brot. Da der Alkohol den Stoffwechsel stark beeinträchtigt, legt er auch das Abnehmen lahm. Dazu ein kleines Beispiel: Der Abend ist gesellig, die Stimmung super. Ben trinkt über den Abend zwei Hefeweizen (430 Kilokalorien), einen Caipirinha (320 Kilokalorien) und ein 200-Mililiter-Glas Rotwein (140 Kilokalorien). Er hat so 890 Kilokalorien konsumiert. Das entspricht einer Pizza Salami, einem Döner oder fast zwei Tafeln Schokolade. Leider sehen das viele von uns nicht so und machen sich beim Alkoholkonsum nicht viele Gedanken. Auch wenn Alkohol flüssig ist, macht er dick, löst ein Hungergefühl aus und stoppt den Abnehmprozess. Trinken Sie lieber nur ab und an einmal und das auch Ihrer Gesundheit zuliebe. Denn die Abbauprodukte von Alkohol, darunter Acetaldehyd, fördern unter anderem Krebsarten wie Darmkrebs, Speiseröhrenkrebs und Leberkrebs. Entzündungen im Körper werden ebenfalls gefördert und auch das Risiko für Schlaganfall, Bluthochdruck und Herzinfarkt steigt je nach Menge rasant an. Hier ein Auszug an Orientierungswerten: Als Orientierungswert rät die Deutsche Hauptstelle für Suchtfragen (DHS) Männern, nicht mehr als höchstens zwei Gläser Alkohol pro Tag zu trinken, Frauen nicht mehr als ein Glas. Und: Man sollte mindestens zwei alkoholfreie Tage pro Woche einlegen.

Nun ist aber der schnelle Stoffwechsel der Schlüssel zum Erfolg und daher gehen Sie den Stoffwechsel-Bremsen einfach aus dem Weg. Ein gut funktionierender Metabolismus hilft, die überschüssigen Pfunde viel schneller zu verlieren. Bedenken Sie auch, es gibt die guten wie die schlechten Futterverwerter, auch diese Parameter kommen beim Abnehmen noch hinzu. Was bedeutet, die guten Futterverwerter essen, was sie wollen, und werden nicht dick. Die schlechten Futterverwerter hingegen werden beim Zuschauen schon dick. Dem nicht genug, bestimmen Geschlecht, Alter und Ernährung, wie effektiv die Stoffwechselprozesse im eigentlichen sind. So bringen alleine schon unregelmäßige Mahlzeiten den Stoffwechsel ganz schön durcheinander. Essen Sie demzufolge sehr unregelmäßig, verlangsamen Sie Ihren Stoffwechsel geradezu. Ihr Körper ist stets auf eine regelmäßige Nährstoffzufuhr angewiesen und auch nur so können die Stoffwechselprozesse am Laufen gehalten werden. Auch muss die Kalorienzufuhr in sich stimmig sein, denn bei zu wenig zugeführten Kalorien schaltet der Stoffwechsel in den Sparmodus. Legen Sie zu große Pausen während des Essens ein, werden ebenfalls die Stoffwechselfunktionen reduziert und Sie fühlen sich zudem müde und schlapp. Demzufolge werden einige Stoffwechselaktivitäten gehemmt und genau die würden jede Menge an Energie verfeuern.

Sie können jederzeit Mahlzeiten ausfallen lassen, doch essen Sie dann viel Eiweiß, um die Defizite gut auszugleichen. Hungern Sie nicht, das törnt eher den Heißhunger und die Fressattacken an. Sie kurbeln Ihren Stoffwechsel am besten mit Sport an. Lassen Sie den Alkohol einfach Alkohol sein, denn er fördert zudem den Alterungsprozess und lässt etliche Gehirnzellen absterben.

Essen hält Leib und Seele zusammen, und wenn es das richtige Essen ist, dann kurbelt es Ihren Stoffwechsel an, und so kommen Sie auch der Fettverbrennung entgegen. Dafür wurden 19 Lebensmittel zusammengestellt, die Ihren Stoffwechsel in einen Höhenflug gleiten lassen und somit auch das Abnehmen vereinfachen.

Dazu ein sehr ansprechender Auszug:

Apfel
Er ist ein vitaminreicher Alleskönner. Besonders basenbildend ist der Apfel mit Schale. In getrockneter Form neutralisiert er, wie die meisten Dörrobstsorten, im Körper gebildete Säuren. Dörrobst sollte aber immer ungeschwefelt sein.

Avocado
Die Frucht enthält nicht nur gesunde Fette, Proteine und viele Mineralstoffe, sondern auch lösliche und unlösliche Ballaststoffe, die den Cholesterinspiegel senken.

Blaubeeren
Sie sind nicht nur sehr kalorienarm, sondern enthalten enorm viele gesunde Pflanzenstoffe, die sogar Tumorzellen ausbremsen. Tipp: Als Kaltschale sind sie herrlich erfrischend.

Blumenkohl
Dieser ballast- und mineralstoffreiche Kohl sollte immer bissfest gegart werden, um Vitaminverluste zu vermeiden. Roh gerieben im Salat ist er ein kohlenhydratarmer Ersatz z. B. für Couscous. Oder angekocht als Blumenkohl-Püree (BluPü).

Chilischoten
Scharfes Essen schmeckt nicht nur, sondern bringt auch den Stoffwechsel

auf Touren. Würzen Sie darum gerne öfter mal mit einer Prise Chili nach oder verwenden Sie etwas Cayennepfeffer.

Grüner Tee

Die enthaltenen Antioxidantien senken den Blutzuckerspiegel und regen gleichzeitig den Stoffwechsel an. Vor allem in der entkoffeinierten Variante ist diese Teesorte daher ein effektives Abnehmmittel.

Erdbeeren

Gegen den Süßhunger am Nachmittag hilft eine Hand voll reifer Früchte. Diese enthalten auch viel Vitamin C.

Erdmandeln

Dieser Neuling ist eigentlich eine Wurzelknolle. Es gibt sie im Ganzen oder als Flocken. Super als Snack oder im Müsli. Die vielen Ballaststoffe der Erdmandel regen den Stoffwechsel an und machen lange satt.

Frischer Spinat

Spinat enthält viele Ballaststoffe, macht dadurch lange satt und belebt gleichzeitig Ihren Stoffwechsel. Starten Sie zum Beispiel gesund und schlank in den Tag, indem Sie ein bisschen Spinat in Ihren Frühstückssmoothie mischen.

Kaffee

Die leckeren Bohnen zügeln den Appetit und regen Ihren Körper dazu an, mehr Energie zu verbrennen. Ohne Milch und Zucker ist Kaffee außerdem ein kalorienarmes Getränk.

Kartoffeln

Das Tolle an dieser schlanken Knolle ist die vielseitige Zubereitung. Sie unterstützt den Körper dabei zu entsäuern und ist somit im Gegensatz zu Nudeln und Reis die beste Beilage.

Kokosöl

Es enthält sogenannte mittelkettige Triglyceride. Das sind ganz besondere Fette. Sie werden von Ihrem Körper in Ketone umgewandelt, die ihm Energie liefern, aber nicht als Fettdepots auf die Hüften wandern. Ihr Stoffwechsel wird so auf ganz gesunde Weise angekurbelt.

Linsen
Dadurch, dass sie reich an Proteinen sind, machen Linsen auch schon in kleinen Portionen lange satt. Außerdem senken sie das Cholesterinlevel.

Mandeln
Gegen das Nachmittagstief helfen bereits ein paar Mandeln. Dieser gesunde Snack liefert viele wertvolle Fette und bildet im Gegensatz zu den meisten anderen Nüssen keine Säuren.

Süßkartoffeln
Vergessen Sie mal die Kohlenhydrate, denn Süßkartoffeln sind zusammen mit frischem Gemüse ideale Basenspender. Unser Tipp: Als Ofenkartoffel mit einem Avocadodip schmecken sie himmlisch lecker.

Tomaten
Vor allem mitten in der Sommersaison haben die Tomaten nicht nur den meisten Geschmack, sondern auch viele gesunde und schlank machende Inhaltsstoffe.

Wildlachs
Die Omega-3-Fettsäuren im Lachs unterstützen das Herz-Kreislauf-System und wirken außerdem entzündungshemmend.

Zimt
Das Gewürz kann den Blutzuckerspiegel senken und sorgt dafür, dass das Insulin in Ihrem Körper besser wirken kann. Dies ist eine wichtige Voraussetzung dafür, dass Sie überhaupt an Fett verlieren können.

Zuckerschoten
Nutzen Sie die kurze Saison, in denen die zarten Schoten aus unserer Region kommen. Auch roh schmecken sie fein geschnitten im Salat.

Übrigens: Getrocknete Erbsen sind Säurebildner.

Nehmen Sie zudem basenbildende Lebensmittel zu sich – hier ein kleiner Auszug dazu

- Kräuter & Gewürze, z. B. Basilikum, Petersilie, Gartenkresse, Schnittlauch und Pfeffer
- Gemüse, z. B. Auberginen, Blumenkohl, Karotten, Feldsalat, Chicorée, Meerrettich, Kartoffeln, Spinat und Gemüsesäfte
- Obst, z. B. Ananas, Äpfel, Bananen, Erdbeeren, Mangos, Kiwis, Birnen, Orangen und Zitronen
- Nüsse, z. B. Haselnüsse und Esskastanien
- Getränke, z. B. dunkles Bier, Hafermilch, Molke, Fruchtsäfte, Kaffee, Mineralwasser und Kräutertee
- Süßes, z. B. Fruchteis und Honig
- Keimlinge & Samen, z. B. Sonnenblumenkerne, Dinkelkeimlinge, Radieschen- und Rettichsprossen

Etliche Nahrungsmittel regen den Stoffwechsel an, und Sie sollten genau diese wählen, um Ihren Stoffwechsel effektvoll zu aktivieren.

Den Stoffwechsel mit Akupunktur aktivieren

Die Akupunktur soll knapp 3000 Jahre alt sein und wurde erstmals in der Ära der Shang-Dynastie als Behandlungsmethode der chinesischen Medizin entdeckt wie auch aufgezeichnet. Ebenfalls reichen die Daten bis ca. 1000 v.Chr. zurück. Das ganzheitliche Konzept, in dem unsere Gesundheit und unser Wohlbefinden nichts anderes sind als der Zustand der Harmonie mit sich selbst, der Natur und der sozialen Umwelt. So hat die Akupunktur eine sehr lange Entwicklung und Tradition hinter sich. Früher noch wurden Krankheiten und Beschwerden als böse Dämonen bezeichnet und mit Schwert und Fackeln vertrieben. Diese Zeiten sind in Europa längst vorbei und die Akupunktur hat ihren festen Platz bei uns. Früher noch wurde das Erwärmen der Nadeln mithilfe von glimmenden Kräutern in Kombination mit der Akupunktur betrieben. Heute laufen diese Prozesse durch Einmalnadeln deutlich hygienischer ab. So fand die Akupunktur auch bei der Stoffwechselaktivierung und dem Abnehmen ihren Platz und dient schon lange nicht mehr dem Dämonenglauben und Schamanenkult. Die Traditionelle Chinesische Medizin hat bei uns Einzug gehalten und stellt keinen Humbug dar. Ganz im Gegenteil, sie bezieht nicht nur das Symptom und den Schmerz ein, sie heilt immer ganzheitlich.

Vielleicht sind auch Sie von den vielen Crash-Diäten geplagt. Sie kennen die Hochglanzpackungen der Abnehmprodukte in- und auswendig und sind es leid, mehr Kilos als zuvor aufzuweisen. Denn eines haben Sie nicht miteinbezogen, den Stoffwechsel und seine Wirkung auf das Körpergeschehen. Das Abnehmen mit Nadelstichen ist demzufolge eine sinnvolle Alternative und nicht von chemischen Nebenwirkungen gekrönt. Laut einer WHO-Studie, der Weltgesundheitsorganisation, leiden auch immer mehr junge Menschen an Übergewicht und die Hälfte aller Deutschen ist bereits übergewichtig. Die Wohlstandskrankheit geht um sich und chronische Krankheiten schleichen sich ein. Wir nennen sie dann schlicht und ergreifend die Zivilisationskrankheiten. Diabetes, Hypertonie, ein zu hohes Cholesterin und Herz-Kreislauf-Erkrankungen sind heute gang und gäbe in den Arztpraxen.

Um langfristig abzunehmen, benötigen Sie zur Stoffwechselaktivierung auch das gewisse Durchhaltevermögen und mit der Akupunktur steht Ihnen ein traditioneller Helfer zur Seite. Eine sehr gesundheitsschonende Alternative, die beim Abnehmen hilft und die mithilfe hauchdünner Nadeln an bestimmten Akupunkturpunkten vollzogen wird. Wunder verspricht die Methode nicht, aber den gewissen und gewünschten Erfolg. So erreichen Sie ein Wohlfühlgewicht und nehmen Abstand vom Schlankheitswahn. Natürlich kann die Akupunktur nur unterstützend helfen, anregen und den Stoffwechsel und Abnehmprozess aktivieren. Ein wenig Zutun ist wie bei jeder Methode erforderlich.

Eine gesunde Ernährung, Sport und gute Laune im Paket helfen beim Abnehmen ungemein. Nun zurück zum Wohlfühlgewicht – und damit ist Ihr Körper gemeint und nicht die Modelmaße. Ein Wohlfühlgewicht ist altersabhängig, körperentsprechend und ganz auf Sie bezogen. Sind Sie zu dünn, wirken Sie nicht nur krank, der Körper hat auch Krankheiten und Defiziten nichts entgegenzusetzen. Daher kann zu dünn auch krankmachen. Irgendwelchen Traummaßen hinterherzulaufen, hat noch keinen glücklich gemacht.

Sicher können Sie die Nadeln selbst setzen, da es Bücher und Anleitungen für die Meridiane gibt. Dennoch ist es zu empfehlen einen Profi in diesem Bereich aufzusuchen. Sie können aber zur Selbstbehandlung die Akupressur wählen. In einem kleinen Auszug geht es darum, was bei der Akupressur zu beachten ist, wenn es um das Thema Wohlfühlgewicht geht:

- Drücken Sie für die Massage anfangs sanft mit einem Finger auf den jeweiligen Punkt und lassen Sie den Druck langsam stärker werden. Sie können dazu entweder den Finger verwenden, mit dem Sie am besten zum Akupressurpunkt kommen, oder den jeweils empfohlenen. Dies finden Sie ausführlich im Internet und können sich so auf die Akupressur gleich einstimmen.

- Wahrscheinlich werden Sie dann bemerken, dass die betreffende Stelle etwas druckempfindlicher ist als das Gewebe ringsum. Das ist meist ein Hinweis, dass Sie den Akupunkturpunkt gefunden haben.
- Verlassen Sie sich bei der Dauer und der Stärke der Massage bitte auf Ihr Gefühl. Die Akupressur wirkt sich bei jedem Menschen unterschiedlich aus. Daher gibt es kein einheitliches Rezept, das für alle gültig ist.
- Wenn ein Akupunktur-Punkt schmerzt, wird das in der Traditionellen Chinesischen Medizin (TCM) als Hinweis gesehen, dass es hier ein Ungleichgewicht gibt. Massieren Sie in dem Fall sanft, bis der Schmerz wieder etwas nachlässt – aber bitte nicht übertreiben: aufmerksam und mit Gefühl massieren.
- Sie können die Akupunkturpunkte so oft drücken, wie es Ihnen angenehm ist. Gönnen Sie sich täglich zwei Minuten, um die Punkte zu massieren. Vielleicht möchten Sie die Dauer mit der Zeit steigern, aber bitte ganz nach Ihrem Gefühl.
- Sie können die Punkte jeweils abwechselnd links und rechts oder gleichzeitig massieren.
- Natürlich können Sie die Punkte auch von jemand anderem massieren lassen. Dafür gelten die gleichen Richtlinien.

Nun zurück zur Akupunktur und worauf Sie bei einer TCM-Ärztin oder einem TCM-Arzt achten müssen. Dazu ein interessanter Auszug, der gerade den Laien und Neulingen weiterhilft.

Woran erkennen Sie, ob Sie eine gute Ärztin oder einen guten Arzt vor sich haben?

Eine gute TCM-Ärztin wird sich Zeit nehmen, um mit Ihnen zu sprechen, zu verstehen, was Sie beschäftigt, welche Ängste Sie womöglich haben und was sich Sie wünschen. Sie wird Ihnen die Abläufe erklären, sodass Sie gut vorbereitet sind.

Ist die Akupunktur schmerzhaft?

Normalerweise schmerzt die Akupunktur nicht, kann aber ein wenig unangenehm sein. Ist dieser Prozess nichts für Sie, dann gehen Sie in Qigong.

Worauf können Sie achten?

Oft wird empfohlen, hungrig zur Akupunktur zu kommen, damit die Punkte besser zu finden sind. Fragen Sie dazu am besten direkt beim TCM-Arzt Ihres Vertrauens nach. Auf jeden Fall können Sie sofort überprüfen, ob das Hungergefühl weggeht oder weniger wird. Damit Sie am meisten von der Akupunktur profitieren, nehmen Sie wenn möglich ausreichend Zeit mit, damit Sie entspannt ankommen und danach etwas ausruhen können. So verstärken Sie die Wirkung der Akupunktur.

Die Akupunktur regt den Organismus nicht nur zur Selbstheilung an, sie fördert auch die Gewichtsreduktion, das aber nur, wenn man die richtigen Meridiane anspricht, und das kann nur ein Profi gewährleisten. Auch wenn die Akupunkturnadeln günstig erscheinen, Sie würden sie mit Sicherheit nicht richtig ansetzen und keinen Erfolg damit erzielen. Ebenfalls kann eine Massage im Anschluss das Stoffwechselgeschehen rein positiv beeinflussen. Lassen Sie sich ganz auf Ihr Wohlfühlgefühl ein, um den Stoffwechsel anzuregen. Übrigens, die Akupunktur findet inzwischen immer mehr Interessenten in Wissenschaft und Forschung. An vielen medizinischen Fakultäten wird bereits intensive Akupunkturforschung betrieben. Vielleicht wird sie schon in naher Zukunft vermehrt für das Abnehmen und den Stoffwechsel eingesetzt. Dennoch ist es mit der Akupunktur und der Akupressur alleine noch nicht getan, diese beiden sehr wirkungsvollen Methoden spornen den Organismus nur an. Sie sagen ihm, was zu tun ist, und geben ihm den Anreiz dazu. Ähnlich wie bei der Homöopathie bietet die Akupunktur ihre unterstützende Hilfe an. Diese Anregung aktiviert dann den Stoffwechsel, der die Fettverbrennung in Gang setzt. Entspannen Sie sich, schlafen Sie ausreichend, vermeiden Sie Stress und schenken Sie Ihrem Körper mehr Bewegung, er wird dankbar dafür sein.

Die Wirkung der Punkte laut TCM

Mit der Akupunktur, der Akupressur und durch Qigong können Sie Ihren Körper sehr positiv beeinflussen. Hier ein Auszug dazu:

- Sie werden schneller satt.
- Sie bleiben länger satt.
- Heißhungeranfälle werden weniger (oder verschwinden).
- Ihr Stoffwechsel wird angeregt.
- Ihre Fettverbrennung wird beschleunigt.
- Giftstoffe werden aus dem Körper abtransportiert.
- Sie haben Appetit auf das, was Ihr Körper gerade braucht.
- Sie fühlen sich ruhiger, ausgeglichener, entspannter und gleichzeitig energievoller.

Die Traditionelle Chinesische Medizin bezieht daher alle Punkte ein und so können Sie täglich Ihr Wohlfühlgewicht anstreben und das mit der Akupressur. Dazu bietet sich ein Auszug der guten Möglichkeiten an:

„Vermittelnder Hügel"

Lage: Sie finden den Punkt in einer deutlich spürbaren Vertiefung über dem Sprunggelenk, leicht vor und unterhalb der Spitze des Innenknöchels.

Akupressur: Massieren Sie den Punkt ganz leicht mit dem Zeigefinger. Sie können ihn abwechselnd auf beiden Beinen massieren oder auch gleichzeitig.

Wirkung laut TCM: kann helfen, das Wohlfühlgewicht zu erreichen
Die Behandlung des Punktes wird außerdem empfohlen bei:

- Übergewicht
- allgemeiner Bindegewebsschwäche
- Krampfadern
- Schwellungen der Füße und Unterschenkel
- Bauchschmerzen

* depressiver Verstimmung

Die Massage des Punktes wirkt kräftigend und stärkend.

„Die Quelle am Fuß des Yin-Hügels" (chinesisch: „Yin Ling Quan")

Lage: An der Innenseite des Unterschenkels unterhalb des Knies.

Akupressur: Diesen Punkt können Sie deutlich stärker mit dem Daumen massieren. Abwechselnd links und rechts oder gleichzeitig massieren.

Wirkung lauf TCM: wirkt sich positiv auf die Verdauung aus
Die Behandlung des Punktes wird zusätzlich empfohlen bei:

* Verdauungsproblemen
* Regelschmerzen
* Ödemen
* Darmkoliken

Die Massage des Punktes wirkt beruhigend und entspannend.

„Wehklage des Bauches", Milz 16 (chinesisch: „Fu Ai")

Lage: Der Punkt befindet sich unterhalb des Knorpels der 9. Rippe.

Akupressur: Massieren Sie den Punkt zuerst ganz leicht mit dem Daumen und erhöhen langsam, aber deutlich den Druck, während Sie mehrmals bewusst ein- und ausatmen.

Wirkung laut TCM: regt die Verdauung an
Die Behandlung des Punktes wird empfohlen bei:

* unvollständiger Verdauung
* Verstopfung
* Blähungen
* Leber- und Gallenbeschwerden

Die Massage des Punktes entspannt den Oberbauch.

„Große Umhüllung " Milz 21 (chinesisch: „Da Bao")

Lage: Sie finden den Punkt unterhalb der Achselhöhle im 6. Zwischenrippenraum.

Akupressur: Atmen Sie tief ein und drücken gleichzeitig sanft mit Daumen oder Mittelfinger auf diesen Punkt.

Wirkung laut TCM: kann helfen bei Verdauungsstörungen
Die Behandlung des Punktes wird außerdem empfohlen bei:

- allgemeiner Schwäche
- geschwollenen Achseln
- Magenbeschwerden
- Spannungsgefühl im Oberbauch

Die Massage des Punktes vertieft die Atmung.

„Drei Meilen am Fuß"

Lage: Sie finden den Punkt vier Fingerbreit unterhalb der Kniescheibe eine Daumenbreite seitlich der Schienbeinkante. Um ihn zu finden, legen Sie Ihre Hand (Zeigefinger bis kleiner Finger) unter die gegenüberliegende Kniescheibe. Der Punkt befindet sich dann unterhalb des kleinen Fingers auf der Außenseite des Beins.

Wählen Sie die für Sie angenehmste Methode aus und unterstützen Sie Ihren Stoffwechsel in jeglicher Form, denn er ist für etliche Regelprozesse verantwortlich und fördert sogleich den Abnehmprozess. TCM ist auf viele Bereiche ausgelegt, wagen Sie sich ruhig an die alten Methoden heran. Tun Sie es den Chinesen gleich und versuchen Sie deren fernöstliche Küche, Sie werden begeistert sein. Viele Speisen sind nicht nur süßsauer und scharf, sie sind zudem sehr kalorienbewusst.

Stoffwechsel ankurbeln mit Zitrone

Zitronen sind gelb, sauer und gesund, das ist praktisch ihr Markenzeichen, und sie stellen eine Vitamin-C-Bombe dar. Knallgelb und fruchtig präsentiert sie sich im Obstregal und macht sofort gute Laune. Sie ist erfrischend, vitaminreich und regt zugleich den Stoffwechsel an. Die Zitrusfrucht, in der mehr steckt, als man denkt. Häufig verwenden wir sie in der Erkältungszeit, wenn der Hals kratzt und die Nase läuft. Dann bringt sie uns schnell wieder auf die Beine. Nicht nur das fleischige Innenleben ist interessant, ihre Schale ist voll mit ätherischen Ölen. Die fitte Südfrucht, die uns Power und Energie schenkt und uns rundum mit Vitaminen versorgt. Daher ein wenig Wissenswertes über die Zitrone, die uns mehr schenkt als den sauren Geschmack: Die Zitrone ist ein Alleskönner in puncto Gesundheit und wird für ihren hohen Anteil an Vitamin C geschätzt – ganze 53 Milligramm pro 100 Gramm bei schlanken 35 Kilokalorien. Damit pusht sie das Immunsystem auf und beugt Infektionen und Erkältungen vor, da das Vitamin C vor Viren und Bakterien schützt.

So schützt die Südfrucht die Körperzellen, hilft bei der Wundheilung und beim Abnehmen, sorgt für straffe Haut, mindert Verdauungsprobleme und ist nach einer durchfeierten Nacht die optimale Waffe gegen Kater, weil sie den Körper entgiftet. Ebenso regt die Zitrone unser Stoffwechselsystem an und ist auch geschmacklich ein Allroundtalent: Die enthaltene Citronensäure peppt Gerichte in der warmen und kalten Küche auf. Selbst die geraspelte Zitronenschale punktet. Dank ihrer ätherischen Öle würzt sie Dressings, Fisch oder Gebäck so richtig auf. Die Zitrone ist für den Pep in den Gerichten, Speisen und Getränken verantwortlich.

Die wertvollen Inhaltstoffe der Zitrone

Durchschnittliche Nährwerte	pro 100 g
Kalorien	35
Fett	0,6 g
Kohlenhydrate	3 g
Ballaststoffe	4 g
Wasser	90 g
Kalium	150 mg
Calcium	10 mg
Magnesium	28 mg
Phosphat	16 mg
Eisen	0,5 mg
Zink	0,1 mg
Vitamin C	50 mg
Folsäure	6 µg

Nicht nur viele gesundheitliche Vorteile werden der Zitrone nachgesagt, sie hilft auch, die lästigen Pfunde loszuwerden. Die Liste ihrer positiven Eigenschaften ist lang, denn die Zitrone regt die Verdauung an, fördert den Gewichtsverlust, steigert das Energielevel und nimmt sich des Stoffwechselgeschehens an. Demzufolge wird die Zitrone erfolgreich bei

Diäten eingesetzt. Das Zitronenwasser erfrischt zugleich und hat viel Geschmack bei wenig Kalorien. Ein kalorienarmes Getränk erwartet Sie, das erfrischender nicht sein könnte und so manche pappsüße Softdrinks in den Schatten stellt. Mit der Zitrone kommt auch der Stoffwechsel wieder in Fahrt, das haben Studien aufgezeigt und belegt. So gehen die Forscher davon aus, dass eine gute Hydration die Funktion der Mitochondrien verbessert. Dabei handelt es sich um die Kraftwerke unserer Zellen, also spezielle Zellorganelle, die dabei helfen, Energie für den Körper zu produzieren. Dies wiederum führt zu einer Anregung des Stoffwechsels, was in weiterer Folge zum Gewichtsverlust führen kann. Des Weiteren entsteht beim Trinken eine Thermogenese, denn der Körper wandelt das kalte Wasser wieder in Wärme um und genau bei diesem Stoffwechselprozess werden Kalorien verbrannt. Das Zitronenwasser weist den gleichen Effekt auf.

Nun ein Auszug, warum Zitronen so gesund sind

1. **Bodyguard:** Mit 53 Milligramm **pro** Frucht liefert eine Zitrone etwa **die Hälfte unseres Tagesbedarfs an Vitamin C**. Damit ist sie ein Immunbooster und wirkt antibakteriell. Heißes Wasser mit Zitrone gilt als bewährtes Hausmittel gegen Erkältungen, insbesondere in Kombination mit Ingwer. Die Südfrucht ist reich an Magnesium, das ebenfalls die Abwehrkräfte und die Nerven stärkt.

2. **Beautyelixier:** Vitamin C regt die Bildung von Kollagen im Körper an. Das hält Haut, Bänder und Sehnen geschmeidig, stärkt die Blutgefäße und sorgt für feste Zähne, Knochen, starke Nägel und Haare. Kollagen unterstützt die Wundheilung. Als starkes Antioxidans bekämpft das Vitamin außerdem freie Radikale, was unsere Zellen vor Hautalterung schützt und wichtig für das Bindegewebe ist.

3. **Fettkiller** Darüber hinaus ist die hohe Menge an Vitamin C in Zitronen wichtig für die Hormonproduktion, speziell für das Glückshormon Serotonin und den Neurotransmitter Noradrenalin, der Stoffwechsel und Fettverbrennung ankurbelt.

4. **Verteiler** Durch ihren hohen Säuregehalt helfen Zitronen dabei, fettige und schwere Speisen leichter zu verdauen. Das Pektin aus der Zitronenschale fungiert als Ballaststoff und unterstützt eine gesunde Darmflora.

5. **Detoxwunder** Der hohe Kaliumgehalt der Zitrone beeinflusst den Elektrolythaushalt unseres Körpers positiv. Kalium wirkt entwässernd und harntreibend, was Giftstoffe aus dem Körper spült und für die optimale Funktion von Nerven, Herz und Muskeln sorgt. Obwohl die Zitrone sauer schmeckt: Der Saft gehört zu den basischen Lebensmitteln und fördert die Verwertung von Eisenpräparaten – wichtig für Veganer und Vegetarier.

Sauer macht nicht nur lustig, Sie bekommen auch Ihr Fett weg. Mithilfe des Vitamins C (Ascorbinsäure) produziert der Körper das für eine optimale Fettverbrennung wichtige Hormon Noradrenalin. Dieser Botenstoff hilft dabei, das Fett aus den Fettzellen herauszulösen. So kann der Organismus einfacher auf gespeicherte Fette zur Energiegewinnung zurückgreifen. Die Zitrone, die die Gewichtsreduktion aktiviert und dem Stoffwechsel schnell wieder auf die Beine hilft. Demnach sollte sie bei keiner Stoffwechselkur fehlen.

Stoffwechsel ankurbeln mit Ingwer

Seit über 4000 Jahren wird Ingwer als Heil- und Würzpflanze verwendet und vermutlich stammt Ingwer aus Indonesien. Schon der chinesische Gelehrte Konfuzius erwähnte den Ingwer um 500 v. Chr. in seinen Schriften und hielt dies für die Nachwelt fest. So ist die exotische Knolle eine scharfe Angelegenheit, denn ihre aromatische Schärfe bringt zudem eine aphrodisierende und heilende Wirkung mit sich. Nicht nur das, die Schärfe regt auch den Stoffwechsel an. Seit Jahrtausenden wird Ingwer in Asien fast schon vergöttert und das hat der Ingwer seiner vielfältigen Wirkung zu verdanken. Die Powerpflanze wurde bereits systematisch erforscht und auch zum Abnehmen freigegeben. Ihr scharfes Innenleben mit magischer Kraft verspricht so einiges und macht den überflüssigen Kilos Beine.

Durch die Aktivierung des Stoffwechsels setzen vermehrt gewichtsreduzierende Prozesse ein. Fühlen Sie sich nicht wohl, unterstützt Ingwer Ihren Körper auf ganz natürliche Art und Weise und das mit einem schmerzstillenden und entzündungshemmenden Effekt. Der Ingwer-Wurzelstock enthält einen zähflüssigen Balsam, das sogenannte Oleoresin. Es besteht aus ätherischen Ölen sowie den Scharfstoffen Gingerol und Shogaol, ein Gemisch mit magischer Wirkung, das selbst den Rheumapatienten zugutekommt und bei Muskelschmerzen und Erkältungen verordnet wird. Doch zurück zum Stoffwechselgeschehen, das der Ingwer so positiv beeinflusst. Mit Ingwer wird der Stoffwechsel regelrecht mobilisiert und das Verdauungssystem angeregt, denn Magen, Darm und Galle werden gleichermaßen angesprochen. Das spornt auch den Stoffwechsel an. Die heilende Knolle, in der so viel Gutes steckt, mit den Scharfstoffen, die der Fettverbrennung auf die Füße helfen. Zudem entschlackt Ingwer so wunderbar und weist eine appetithemmende Wirkung auf. So werden die Toxine und Schlacken ausgeleitet und der Appetit einfach eingedämmt. Das bewirken die scharfen Inhaltsstoffe im Ingwer. Auch das Immunsystem kommt beim Ingwer keineswegs zu kurz. So sorgt er fast schon für einen Rundumschutz und bringt ebenso den Kreislauf in Schwung. Seine guten Eigenschaften sind daher phänomenal. Planen Sie den Ingwer daher täglich in Ihre Ernährung mit ein. Sie können aber auch einen Ingwertee oder ein Ingwerwasser trinken, das erfrischt und regt den Stoffwechsel durch die Flüssigkeit noch mehr an. Die Fettverbrennung ist dann in vollem Gang.

Alleine schon wegen der appetithemmenden Wirkung sollten Sie auf Ingwer nicht verzichten. Das Superfood enthält Shogaole und Gingerole und regt durch seine scharfen Eigenschaften den Speichelfluss wie auch den Magensaft an, was wiederum den Stoffwechsel aktiviert und die Verdauung anregt. Ingwer enthält Magnesium, Vitamin C, Kalium, Kalzium, Eisen, Phosphor und Natrium. Der zitronig-scharfe Geschmack wertet zudem das Essen ganz nach Ingwernote auf. Auch in Getränken macht er eine gute Figur, ob als Ingwerwasser oder Ingwertee. Nur beim empfindlichen Magen ist Ingwer eher nicht zu empfehlen, wie bei Schwangeren und Patienten, die blutgerinnende Medikamente einnehmen. Wer an Gallensteinen leidet, sollte ebenfalls auf die Superknolle verzichten. Ansonsten ist Ingwer geradezu perfekt und in Kombination mit Zitrone genial. So erhalten Sie ein sehr ansprechendes Stoffwechselpaket, das die Pfunde purzeln lässt. Ingwer können Sie übrigens mit Wasser und wahlweise Orangensaft, Zitrone, Zimt und vielleicht mit etwas Honig oder einem anderen Süßungsmittel aufpeppen. Ob heiß oder kalt getrunken, gesund ist Ingwer allemal. Einige Abnehmwillige schwören auf Ingwer und nehmen ihn täglich zu sich. Probieren Sie ihn pur oder mit Zitrone doch mal aus.

Unser Körper kann nur dann arbeiten, wenn ihm alle Vitalstoffe in ausreichender Form zugeführt werden. Alle Stoffwechselvorgänge basieren auf Vitalstoffen, und tritt ein Mangel ein, dann steht die Sparflamme an. Der Stoffwechsel schränkt seine Tätigkeit ein und wir setzen vermehrt Fettdepots an. Schon bald wird das körpereigene System lahmgelegt. Vielen von uns ist das nicht bewusst. Wir nehmen auf Teufel komm raus ab, nur damit die Waage weniger anzeigt. Mangelerscheinungen sind an der Tagesordnung und der Jo-Jo-Effekt lässt ebenfalls grüßen. Daher werden in einem Auszug die wichtigsten Stoffe zusammengestellt, um Ihren Stoffwechsel sinnvoll und effektiv zu unterstützen:

Coenzym Q10: Coenzym Q10 spielt eine lebensnotwendige Rolle bei der Energiegewinnung in den Zellen. Seine Konzentration ist in den Organen und Geweben, die am meisten Energie verbrauchen, besonders hoch. Das sind vor allem innere Organe wie Herz, Leber und Nieren, aber auch Muskeln. Mangelt es unseren Zellen daran, führt es zu Energielosigkeit und wir fühlen uns schlapp und antriebslos, die Fettverbrennung steht praktisch still. Eine ausreichende Versorgung mit Q10 kann sich außerdem positiv auf einen zu hohen Blutzuckerspiegel sowie hohen Blutdruck auswirken.

L-Carnitin: L-Carnitin transportiert Fettsäuren in unsere Zellen, wo sie in Energie umgewandelt werden. Es ist damit ebenso ein wichtiger Faktor der Fettverbrennung. Fehlt dem Körper L-Carnitin, kann es passieren, dass bei körperlicher Anstrengung wie bei Ausdauersport statt den Fettpolstern Muskeln abgebaut werden – der Super-GAU für jeden Abnehmwilligen! Gerade bei Diäten kann es aber schnell zu einem Mangel an L-Carnitin kommen.

Magnesium: Magnesium ist in unserem Körper an einer Vielzahl von Stoffwechselprozessen beteiligt. Bei einem Magnesiummangel verlangsamt sich der gesamte Prozess der Energiegewinnung – der Stoffwechsel gerät zusätzlich ins Stocken.

Vitamin D: Ein besonders wichtiger Punkt beim Abnehmen ist der gefürchtete Jo-Jo-Effekt. Vitamin D kann dagegen aktiv helfen, da es notwendig für die sogenannte Apoptose ist. Das ist der Vorgang, bei dem nicht mehr benötigte Fettzellen abgebaut und aus dem Körper geschleust werden. Ohne diesen Vorgang füllen sich die Fettzellen nach einer Diät sofort wieder. Der Effekt ist besonders am Bauchumfang zu bemerken. Leider ist aber für den Großteil der westeuropäischen Bevölkerung ein Mangel an Vitamin D nachgewiesen. Eine natürliche Ergänzung ist daher besonders empfehlenswert.

Omega-3-Fettsäuren: Omega-3-Fettsäuren (ungesättigte Fettsäuren) gelten als die gesunden Gegenspieler zu den heute in der Ernährung dominierenden tierischen Fetten (gesättigte Fettsäuren). Während die gesättigten Fette den Fettstoffwechsel negativ beeinflussen und die Einlagerung in die Fettzellen zusätzlich stimulieren, fördern die ungesättigten Fettsäuren den Abbau der Fette und unterstützen uns beim Abnehmen. Neue Studien zeigen, dass emulgierte Omega-3-Fettsäuren in einem komplexen Vitalstoffprodukt und in Saftform besser aufgenommen werden als die Wirkstoffe aus Kapseln oder Tabletten.

Um Mangelerscheinungen vorzubeugen, empfiehlt die **Deutsche Gesellschaft für Gesundheitsvorsorge (DGG)** eine rein natürliche Ergänzung zur täglichen Ernährung, um jederzeit den Bedarf auch in belastenden Situationen (Ausdauersport, Diät, Stress) zu decken und wirksam einer Mangelernährung vorzubeugen. Schon heute sprechen wir von einer Vitalmedizin, die alle lebenswichtigen Mineralstoffe, Spurenelemente, Vitamine und sekundären Pflanzenstoffe enthält. Was nichts anderes bedeutet, als dass eine optimale Dosierung zu 100 Prozent aus natürlichen Lebensmitteln besteht und gleichzeitig aber nur rund 15 kcal pro Essensmahlzeit liefert. Das bringt nicht nur den Stoffwechsel in Schwung, auch die Blutwerte werden konstant verbessert und optimiert und das innerhalb kurzer Zeit.

Dazu ein Auszug, was Sie selbst tun können:

Ernährung

- Trinken Sie mindestens zwei Liter Wasser oder ungesüßten Tee pro Tag. Damit der Stoffwechsel reibungslos verlaufen kann, brauchen die Zellen viel Flüssigkeit.

- Machen Sie keine Crash-Diäten, bei denen Sie fast keine Kalorien zu sich nehmen. Das bremst Ihren Stoffwechsel zusätzlich und befeuert den Jo-Jo-Effekt.

- Ernähren Sie sich leicht und abwechslungsreich. Meiden Sie „leere" Kalorien, wie sie in weißem Mehl oder raffiniertem Zucker zu finden sind. Reduzieren Sie außerdem nach und nach den Anteil tierischer Produkte in Ihrer Ernährung und ersetzen Sie diese durch pflanzliche. Zweimal die Woche sollte aber Fisch auf Ihrem Speiseplan stehen.

- Meiden Sie Fertigprodukte und Fast Food. Die meisten enthalten Zusatzstoffe wie Konservierungsmittel oder Geschmacksverstärker, die den Appetit zusätzlich anregen und zu größeren Portionen verleiten.

- Die DGG rät zu mindestens fünf Portionen Obst und Gemüse am Tag, um den Bedarf an Vitalstoffen zu decken und den Fettstoffwechsel anzukurbeln.

- Viele Ärzte und Heilpraktiker empfehlen ein natürliches Vitalstoffkonzentrat, um den Stoffwechsel anzuregen und Mangelernährung (Coenzym Q10, Magnesium, Vitamin D, Omega-3-Fettsäuren) vorzubeugen.

Bewegung und Entspannung

- Regelmäßiger Ausdauersport sowie Kraftsport bringen den Stoffwechsel in Schwung und fördern die Fettverbrennung.

- Sorgen Sie gezielt für Entspannung, wenn Sie gestresst sind. Im Stress neigen wir dazu, zu viel zu essen, und unser Körper lagert verstärkt Fett ein. Yoga, autogenes Training oder ähnliche Methoden können Ihnen beim Entspannen helfen.

- Gehen Sie rechtzeitig zu Bett, am besten vor Mitternacht, damit sich Ihre Zellen ausreichend erholen können.

Lebensweise

- Wiegen Sie sich höchstens zweimal in der Woche, eine höhere Frequenz ist wegen der täglich unterschiedlichen Wassereinlagerungen wenig sinnvoll.
- Achten Sie beim Einkauf auf die Nährwertangaben auf den Packungen und dabei vor allem auf den Salz-, Zucker- und Fettgehalt.
- Lassen Sie sich Zeit und genießen Sie Ihr Essen. Essen Sie langsam und kauen Sie gründlich und mit allen Sinnen Das Sättigungsgefühl tritt erst nach 15 bis 20 Minuten ein!

Werden auch Sie ein Profi im Stoffwechselgeschehen und lassen Ihren Körper gerade beim Abnehmen nicht einfach so schalten und walten. Denn nur wenn Sie den Metabolismus einbeziehen, dann nehmen Sie auch erfolgreich und auf Dauer ab. Dann haben Sie das Körpersystem verinnerlicht und verstanden.

BONUS

5 Rezepte zum Frühstück

5 Rezepte zum Mittagessen

5 Rezepte zum Abendessen

Frühstück Nr. 1 – Der lecker power Breakfast-Bowl (auch für Veganer geeignet)

Portionen: 2   **Dauer: 5 Min.**   **Schwierigkeit: Sehr einfach**

Nährwerte pro Portion:
- Kalorien: 340 kcal
- Eiweiß: 12 g
- Fett: 3 g
- Kohlenhydrate: 12 g

Die Zutaten:
- 1 Tasse Ananas (am besten frisch)
- 1 Tasse Mango (am besten frisch)
- 1 gefrorene Banane
- ½ Limette (nur der Saft)
- 1 Tasse Mandelmilch (alternativ funktioniert auch jede andere Pflanzenmilch)
- ½ TL Macapulver

Die Zubereitung:
1. Alle Früchte, das Macapulver und die Milch in den Mixer geben und gut pürieren.
2. Die fertige Mischung in eine Schüssel füllen.
3. Mit ein paar Nüssen und Kokosraspeln verzieren.
4. Fertig zum Anrichten.

Frühstück Nr. 2 – Kokos-Quark mit Honigmelone und Kefir

Portionen: 2   **Dauer: 20 Min.**   **Schwierigkeit: Einfach**

Nährwerte pro Portion:

- Kalorien: 139 kcal
- Eiweiß: 10 g
- Gesättigte Fettsäuren: 3,5 g
- Ballaststoffe: 1,5 g
- Zugesetzter Zucker: 3 g

Die Zutaten:

- 1 ¼ EL Kokosraspel
- ½ Honigmelone (ca. 200 g)
- 1 Stiel Zitronenmelisse
- ½ Zitrone
- 95g Magerquark
- 145 ml Kefir
- 1 ¼ EL Ahornsirup

Die Zubereitung:

1. Die Kokosraspel ohne Fett in einer Pfanne anrösten und danach abkühlen lassen.
2. Die Melone entkernen und in mundgerechte Stücke schneiden.
3. Die Zitronenmelisse ebenfalls in feine Scheiben schneiden.
4. Den Saft der Zitrone auspressen und in einer Schüssel mit Quark, Kefir und Ahornsirup gut vermengen.
5. Die Kokosraspel und Melonenwürfel hinzufügen.
6. Alles für mindestens 5 Minuten ziehen lassen und dann in einer Schüssel servieren.

Frühstück Nr. 3 – Rührei mit leckeren Sojasprossen

Portionen: 2 **Dauer: 20 Min.** **Schwierigkeit: Sehr einfach**

Nährwerte pro Portion:
- Kalorien: 200 kcal
- Eiweiß: 15 g
- Gesättigte Fettsäuren: 4,2 g
- Ballaststoffe: 2 g

Die Zutaten:
- 1 Stück Ingwer (ca. 20 g)
- ½ Bund Frühlingszwiebeln
- ½ rote Chilischote
- ½ Stange Zitronengras
- 3 Eier
- 2-3 EL Kokosmilch (9 % Fett)
- etwas Salz
- 90 g Sprossen (z.B. Sojasprossen)
- ½ Limette

Die Zubereitung:
1. Den Ingwer schälen und in kleine Stücke hacken, das Gleiche auch mit den Frühlingszwiebeln, den Chilischoten und dem Zitronengras.
2. Eier und Kokosmilch miteinander vermengen und ein wenig salzen.
3. Den Ingwer, die Frühlingszwiebeln, den Chili und das Zitronengras dazugeben.
4. Die Masse schrittweise in die Pfanne geben und stocken lassen.
5. Die Sprossen in einem Sieb gut abtropfen lassen.
6. Die Limettenhälfte in Stücke schneiden, mit dem Rührei und den Sprossen servieren.

Frühstück Nr. 4 – Schaum-Omelett mit Blattspinat

Portionen: 2   **Dauer: 15 Min.**   **Schwierigkeit: Einfach**

Nährwerte pro Portion:
- Kalorien: 310 kcal
- Eiweiß: 22 g
- Gesättigte Fettsäuren: 4,7 g
- Ballaststoffe: 10 g

Die Zutaten:
- 1 Fenchelknolle (ca. 250 g)
- 1 ½ EL Keimöl
- etwas Salz und Pfeffer
- 150 g Blattspinat (tiefgekühlt)
- 4 Eier
- 1 Möhre (ca. 100 g)
- 40 g Sprossen (z.B. Radieschen sprossen)

Die Zubereitung:
1. Fenchel waschen und in Scheiben schneiden.
2. In einen erhitzten Topf geben und für etwa 3 Minuten dünsten.
3. Blattspinat dazugeben und ebenfalls dünsten (etwa 5 Min.).
4. In der Zwischenzeit Eier und Salz in eine Rührschüssel geben und mit einem Handmixer vermengen.
5. Etwas Öl in die Pfanne geben, die Eimasse hinzufügen und stocken lassen (ca. 8 Min.).
6. Möhren schälen, mit einer Raspel in feine Streifen schneiden und zum Spinat hinzugeben (etwa 3 Min. dünsten).
7. Alles mit einer Prise Salz und Pfeffer abschmecken.
8. Sprossen in ein Sieb geben und abtropfen lassen.
9. Alles mit den Omeletts anrichten.

Frühstück Nr. 5 – Quinoa mit Avocado, Mandeln und Ei

Portionen: 2　　　**Dauer: 40 Min.**　　　**Schwierigkeit: Sehr leicht**

Nährwerte pro Portion:
- Kalorien: 550 kcal
- Eiweiß: 21 g
- Fett: 35 g
- Kohlenhydrate: 35 g

Die Zutaten:
- 100 g Quinoa
- 1 Avocado
- 3 Eier
- 10 Mandeln
- 2 El Sprossen
- Saft einer Limette
- schwarzer Sesam
- etwas Salz und Pfeffer

Die Zubereitung:
1. Eier für etwa 10 Minuten im Wasser hart kochen und danach mit kaltem Wasser abschrecken.
2. Eier Pellen und in Scheiben schneiden.
3. Quinoa für ca. 10 Minuten bissfest kochen.
4. In einer Schüssel Quinoa mit Limettensaft und Sesam vermengen, mit Salz und Pfeffer abschmecken.
5. Avocado in Scheiben schneiden und Sprossen abtropfen lassen.
6. Mandeln, Eier, Avocado und Sprossen zum Quinoa geben und alles gut vermengen.
7. Fertig zum Anrichten

Mittagessen Nr. 1 – Gemüse-Spieße mit Fisch

Portionen: 2   **Dauer: 30 Min.**   **Schwierigkeit: Sehr einfach**

Nährwerte pro Portion:
- Kalorien: 100 kcal
- Eiweiß / Protein: 12 g
- Ballaststoffe: 1 g
- gesättigte Fettsäuren: 0,5 g

Die Zutaten:
- 50 g Joghurt (0,1 % Fett)
- ½ TL rosa Pfefferbeeren
- etwas Salz und Pfeffer
- ¼ TL Joghurtbutter
- 100 g Kabeljaufilet
- 2 Kirschtomaten
- ½ kleine Zucchini (ca. 150- 170 g)
- ½ Limette
- ½ kleine reife Mango (ca. 250 g)

Die Zubereitung:
1. Mango schälen, entkernen und in dicke Scheiben schneiden.
2. Limette halbieren und den Saft herauspressen.
3. Zucchini und Tomaten waschen und in mundgerechte Scheiben schneiden.
4. Das Kabeljaufilet waschen, in gleich große Stücke schneiden und salzen.
5. Butter in einer Pfanne schmelzen lassen, Limettensaft und etwas Pfeffer mit unterrühren und erhitzen lassen (zum Bestreichen gedacht).
6. Die Fischwürfel, Mango, Tomaten und Zucchini auf Holzspieße stecken und mit Limettenbutter bestreichen.

7. Die Spieße für etwa 10 Min. auf einen passenden Backofengrill garen.
8. In der Zwischenzeit die Pfefferbeeren mit einem Messerrücken zerdrücken und mit dem Joghurt in einer Schale vermischen.
9. Alles noch mit ein bisschen Limettensaft abschmecken und servieren.

Mittagessen Nr. 2 – Leckerer und pikanter Steaksalat mit Chinakohl und Papaya

Portion: 2   **Dauer: 35 Min.**   **Schwierigkeit: Einfach**

Nährwerte pro Portion:
- Kalorien: 441 kcal
- gesättigte Fettsäuren: 4,9 g
- Eiweiß / Protein: 50 g
- Ballaststoffe: 5 g

Die Zutaten:
- 1 kleine Papaya
- 1 kleiner Chinakohl
- 1 TL Paprikapulver (scharf)
- 2 Rumpsteaks (a 150 g)
- 1 TL schwarze Pfefferkörner
- ein bisschen Tabasco
- etwas Salz und Pfeffer
- 5 Stiele Koriander
- 4 EL Olivenöl
- 1 TL flüssiger Honig
- ½ Zitrone
- 4 EL Tomatensaft
- 3 Tomaten (ca. 200 g)
- ½ kleiner Chinakohl (250 g)

Die Zubereitung:
1. Papaya schälen, die Kerne entfernen und das Fruchtfleisch in mundgerechte Stücke schneiden.
2. Die Tomaten waschen, vierteln und mit der Papaya in eine Schüssel geben.

3. Die halbe Zitrone gut auspressen und gemeinsam mit dem Tomatensaft, Honig und 4 EL Olivenöl verrühren, sodass eine homogene Masse entsteht.
4. Den Koriander waschen, die Blätter abzupfen und mit der Tomatensauce, die Sie eben vorbereitet haben, gut vermengen.
5. Mit Salz, Pfeffer, Paprikapulver und Tabasco gut würzen.
6. Alles über die Papaya und Tomaten geben.
7. Das Steak trocken tupfen, mit Paprikapulver und Pfeffer bestreuen.
8. Öl in einer Pfanne erhitzen und das Steak für etwa 3 Minuten auf jeder Seite scharf anbraten.
9. Rausnehmen, in Aluminiumfolie einwickeln und etwa 5 Minuten ziehen lassen.
10. In der Zwischenzeit den Chinakohl in kleine Streifen schneiden und auf eine Platte geben.
11. Die Tomaten-Papaya-Mischung auf den Salat verteilen, das Steak in 5 Streifen schneiden und oben drauflegen.
12. Fertig zum Anrichten.

Mittagessen Nr. 3 – Leckerer und fruchtiger Avocado-Salat mit Grapefruit

Portion: 2   **Dauer: 25 Min.**   **Schwierigkeit: Einfach**

Nährwerte pro Portion:
- Kalorien: 360 kcal
- Eiweiß/Protein: 3 g
- gesättigte Fettsäuren: 3,8 g
- Ballaststoffe: 4,5 g
- zugesetzter Zucker: 6 g

Die Zutaten:
- halbe Hand voll Brunnenkresse (ca. 40 g)
- eine kleine Prise Salz und Pfeffer
- ½ Msp. Piment
- 1 ½ EL Honig
- 2 EL Olivenöl
- ¼ Zitrone
- 1 TL Kardamomkapseln
- 1 Frühlingszwiebel
- 1 reife Avocado (à ca. 200 g)
- 2 Grapefruits (à ca. 300 g)

Die Zubereitung:
1. Die Grapefruits so dick schälen, dass die weiße Innenhaut auch mit entfernt wird.
2. Die Grapefruit zwischen den Trennhäuten herausschneiden.
3. Die Avocado halbieren, schälen, den Stein entfernen und das Fruchtfleisch in 2 cm dicke Spalten schneiden.
4. Frühlingszwiebeln putzen und in mundgerechte Scheiben schneiden.
5. Die Kardamomkapseln in einem Mörser sehr gut zerstoßen.

6. Grapefruitsaft, 2 TL Zitronensaft, Kardamom, Öl, Honig und Piment in eine Schüssel geben und alles gut miteinander vermengen, es sollte eine Dressing-Konsistenz haben. Anschließend mit Salz und Pfeffer abschmecken.
7. Die unteren Stiele von der Brunnenkresse abschneiden und die Blätter der Brunnenkresse grob hacken.
8. Ein bisschen von der Brunnenkresse mit dem Dressing vermengen.
9. Avocadospalten, Frühlingszwiebeln, Grapefruitfilets und die marinierte Brunnenkresse auf einen Teller anrichten und mit dem restlichen Dressing beträufeln.

Das Mittagessen Nr. 4 – Leckerer und scharfer Linsentopf mit Tofu und Chili-Joghurt
(Sehr gut für Vegetarier geeignet)

Portion: 2   **Dauer: 20 Min.**   **Schwierigkeit: Sehr einfach**

Nährwerte pro Portion:
- Kalorien: 358 kcal
- gesättigte Fettsäuren: 1,5 g
- Eiweiß / Protein: 28 g
- Ballaststoffe: 6,5 g

Die Zutaten:
- etwas Koriander nach Wahl zum Garnieren
- 150 g Tofu
- etwas Salz und Pfeffer
- 1 rote Chilischote
- 1 kleine Zitrone
- 140 g Joghurt (0,3 % Fett)
- 340 ml klassische Gemüsebrühe
- 1 EL Madras-Currypulver
- 100 g rote Linsen
- 1 EL Öl
- 1 Stück Ingwerwurzel (ca. 30 g)
- 1 rote Zwiebel
- 2 Knoblauchzehen

Die Zubereitung:
1. Zwiebel, Knoblauch und Ingwer schälen, alles fein hacken und in einer Pfanne mit etwas Öl etwa 3 bis 5 Min. dünsten.
2. Gemüsebrühe in die Pfanne füllen, Linsen und Currypulver dazugeben und alles für etwa 12 Minuten garen.

3. In der Zwischenzeit den Joghurt in eine Schüssel geben, Zitrone auspressen und in den Joghurt geben.
4. Die Chilischote halbieren, fein hacken und ebenfalls in den Joghurt geben (nach Bedarf mehr oder weniger Chili).
5. Alles gut verrühren, mit Salz und Pfeffer abschmecken.
6. Tofu in mundgerechte Stücke schneiden und in der Pfanne einige Minuten anbraten.
7. Den Tofu mit den Linsen vermischen und aufwärmen.
8. Den Chili Joghurt mit Koriander garnieren und servieren.

Das Mittagessen Nr. 5 – Würziges Puten-Chili mit Kichererbsen und Tomaten

Portionen: 2   **Dauer: 20 Min.**   **Schwierigkeit: Sehr einfach**

Nährwerte pro Portion:

- Kalorien: 448 kcal
- Gesättigte Fettsäuren: 1,8 g
- Eiweiß / Protein: 56 g
- Ballaststoffe: 6 g

Die Zutaten:

- 1 Msp. Kreuzkümmel
- 1 Bund Koriander
- 350 g stückige Tomaten (Dose)
- 150 ml Geflügelbrühe
- 270 g Kichererbsen (Abtropfgewicht; Dose)
- etwas Salz
- 400 g Putenhackfleisch
- 2 EL Öl
- ½ rote Chilischote
- 1 Knoblauchzehe
- 1 Zwiebel

Die Zubereitung:

1. Zwiebel und Knoblauch schälen und in kleine Stücke schneiden.
2. Die Chilischoten waschen, halbieren und fein hacken.
3. Den Topf erhitzen und das Hackfleisch für etwa 5 Minuten braten.
4. Zwiebeln, Knoblauch und Chili zugeben und für etwa weitere 3 Minuten mitbraten.
5. Alles mit Salz und Pfeffer abschmecken und mit der Geflügelbrühe auffüllen.

6. Die Kichererbsen abtropfen lassen, zusammen mit den Tomaten zu der Masse hinzugeben und gut verrühren.
7. Den Topf mit einem Deckel bedecken und etwa 5 Minuten köcheln lassen.
8. In der Zwischenzeit den Koriander waschen, Blätter abzupfen, in kleine Stücke schneiden und zusammen mit dem Kreuzkümmel in den Topf geben.
9. Das Gericht mit ein bisschen Fladenbrot am Tisch anrichten.

Abendessen Nr. 1 – Scharfe Gazpacho-Suppe mit Bohnen

Portionen: 2   **Dauer: 30 Min.**   **Schwierigkeit: Sehr einfach**

Nährwerte pro Portion:

- Kalorien: 260 kcal
- Eiweiß: 10 g
- Fett: 10 g
- Kohlenhydrate: 26 g

Die Zutaten:

- 750 g Tomaten
- Salz und Pfeffer
- 1 TL Paprika rosenscharf
- ½ TL Cayennepfeffer
- 1 TL Kreuzkümmel
- 2 EL Olivenöl
- 200 g weiße Bohnen
- 1 rote Chilischote
- 1 – 2 Limetten
- 2 Knoblauchzehen
- 2 rote Zwiebeln

Die Zubereitung:

1. Zwiebeln und Knoblauch schälen, fein hacken und in einem Topf anbraten.
2. Tomaten in kleine Stücke schneiden.
3. Limetten auspressen, Chilischoten hacken, alles gut mit den Tomaten vermengen und in den Topf geben.
4. Olivenöl, Kümmel, Paprika, Cayennepfeffer, Salz und Bohnen zufügen, alles gut miteinander vermengen und etwa 10 Minuten kochen.
5. Fertig zum Anrichten.

Abendessen Nr. 2 – Paprika gefüllt mit Hüttenkäse

Portionen: 2   **Dauer: 10 Min.**   **Schwierigkeit: Sehr einfach**

Nährwerte pro Portion:
- Kalorien: 90 kcal
- Eiweiß: 14,1 g
- Fett: 1,1 g
- Kohlenhydrate: 6 g

Die Zutaten:
- Salz und Pfeffer
- Muskat
- ½ TL Koriander
- 200 g Hüttenkäse
- ½ gelbe Paprika
- ½ rote Paprika

Die Zubereitung:
1. Paprika waschen und halbieren.
2. Dill hacken.
3. Den Hüttenkäse mit den anderen Zutaten in einer Schüssel vermengen und die Paprika damit befüllen.
4. Fertig zum Anrichten.

Abendessen Nr. 3 – Omelett mit Parmesan, Paprika und Oliven

Portionen: 2   **Dauer: 15 Min.**   **Schwierigkeit: Einfach**

Nährwerte pro Portion:
- Kalorien: 600 kcal
- Eiweiß: 46 g
- Fett: 48 g
- Kohlenhydrate: 6 g

Die Zutaten:
- 4 Eier
- 2 Tomaten
- 2 Hand voll Rucola
- 4 El Oliven
- 100 g Parmesan
- 100 g Gouda
- ½ Paprika
- 2 EL Olivenöl
- Salz und Pfeffer

Die Zubereitung:
1. Eier in einer Schüssel gut vermengen, mit Salz und Pfeffer abschmecken.
2. Tomaten und Paprika in kleine Stücke schneiden.
3. Rucola waschen und trocknen lassen.
4. Parmesan und Gouda reiben.
5. Die Eier schrittweise in die Pfanne gießen und stocken lassen.
6. Die anderen Zutaten hinzufügen und das Omelette für ca. 8 Minuten bei 180 Grad im Backofen backen.
7. Fertig zum Anrichten.

Abendessen Nr. 4 – Aal mit Rührei auf Low-Carb-Brot

Portionen: 2   **Dauer: 10 Min.**   **Schwierigkeit: Sehr einfach**

Nährwerte pro Portion:
- Kalorien: 800 kcal
- Eiweiß: 50 g
- Fett: 63 g Fett
- Kohlenhydrate: 9 g

Die Zutaten:
- 200 g Aal, geräuchert
- 4 Scheiben Low-Carb-Brot
- 4 Eier
- 1 Schalotte
- 2 Stängel Dill
- 1 El Öl
- Salz und Pfeffer

Die Zubereitung:
1. Eier in einer Schüssel mit Salz und Pfeffer vermengen.
2. Die Schalotten schälen und fein hacken.
3. Den Dill fein hacken.
4. Die Aalhaut entfernen und das Fleisch in kleine Stücke schneiden.
5. Schalotten in der Pfanne andünsten, Eier hinzufügen und braten.
6. Alle Zutaten auf dem Brot anrichten.

Abendessen Nr. 5 – Rotkohl-Apfel-Salat

Portionen: 2   **Dauer: 10 Min.**   **Schwierigkeit: Sehr einfach**

Nährwerte pro Portion:
- Kalorien: 270 kcal
- Eiweiß: 3 g
- Fett: 21 g
- Kohlenhydrate: 21 g

Die Zutaten:
- 200 g Rotkohl
- 6 Radieschen
- 60 g Apfel
- 40 g rote Zwiebeln
- 6 Stängel Koriander
- 4 EL Olivenöl
- 4 TL Agavendicksaft
- 2 TL Sesam
- 2 Spritzer Limettensaft
- Meersalz

Die Zubereitung:
1. Die Blätter vom Rotkohl entfernen, in grobe Stücke schneiden und fein hobeln.
2. Zwiebeln, Radieschen und Apfel in kleine Scheiben schneiden.
3. Alles in eine Schüssel geben, mit Öl, Limettensaft und Agavendicksaft vermengen und mit Salz abschmecken.
4. Alles auf einem Teller anrichten.

Beschleunigen Sie Ihren Stoffwechsel auf ganz natürliche Art und Weise, wenn Diäten nicht mehr helfen und Sie sich von lästigen Pfunden befreien möchten. Ist Ihr Stoffwechsel auf Sparflamme, dann kurbeln Sie ihn mit den hilfreichen Tipps an und Sie fühlen sich wieder fit und vital. In dem Buch wurden etliche Themen, anatomische Vorgänge, Wissenswertes und auch Erstaunliches zusammengetragen. Hilfreich präsentiert sich Ihnen das Werk und steht Ihnen mit Rat und Tat zur Seite.

Gelangen Sie zu mehr Lebensqualität und beziehen demzufolge auch Ihren Stoffwechsel in Ihr Leben mit ein. So wird auch Ihr Abnehmwunsch wahr und Ihr Fettstoffwechsel läuft zur Hochform auf. Mit vielen Diäten landen Sie in der Sackgasse, mit einer Stoffwechselkur aber nicht. Lernen Sie die Vitalstofftherapie kennen, die zu einer nachthaltigen Gewichtsreduktion führt und mit einer hCG-Diät verbunden ist, denn häufig treten die Stoffwechselprobleme durch einen Vitalstoffmangel auf. So werden mit Vitalstoffen alle lebensnotwendigen Vitamine, Spurenelemente, sekundären Pflanzenstoffe und Mineralstoffe aufgenommen. Das ist der Clou an der Sache und diese Dinge werden bei vielen anderen Diäten einfach übersehen. Nur wenn die Zellen mit Vitalstoffen versorgt werden, wird auch der Stoffwechsel optimal angeregt.

Lernen Sie, Ihren Körper zu verstehen, denn nur so werden Sie auch gesund und natürlich abnehmen. Ohne einen aktiven Stoffwechsel und seine Funktion geht nichts im körperlichen Geschehen. Daher wurde auch das Gesamtbild Körper aufgezeigt. Abnehmen hat nicht nur mit weniger essen und einer guten Verdauung zu tun. Schenken Sie sich ein neues Lebensgefühl und halten Sie sich so jung, schlank und gesund.

*Möchten Sie mehr über uns und unsere weiteren Bücher erfahren? Dann besuchen Sie uns gerne auf unserer Autorenseite unter **Vital Experts** bei Amazon.*

Vertreten durch: Vital Experts
Kontakt: Stefan Mähleke / Osterstraße 5 / 30890 Barsinghausen

Coverfoto: Ca

Haftungsausschluss:
Die Nutzung dieses Buches und die Umsetzung der enthaltenen Informationen, Anleitungen und Strategien erfolgt auf eigenes Risiko. Der Autor kann für etwaige Schäden jeglicher Art aus keinem Rechtsgrund eine Haftung übernehmen. Haftungsansprüche gegen den Autor für Schäden materieller oder ideeller Art, die durch die Nutzung oder Nichtnutzung der Informationen bzw. durch die Nutzung fehlerhafter und/oder unvollständiger Informationen verursacht wurden, sind grundsätzlich ausgeschlossen. Rechts- und Schadenersatzansprüche sind daher ausgeschlossen. Dieses Werk wurde sorgfältig erarbeitet und niedergeschrieben. Der Autor übernimmt jedoch keinerlei Gewähr für die Aktualität, Vollständigkeit und Qualität der Informationen. Druckfehler und Falschinformationen können nicht vollständig ausgeschlossen werden. Es kann keine juristische Verantwortung sowie Haftung in

irgendeiner Form für fehlerhafte Angaben vom Autor übernommen werden.

Urheberrecht:

Das Werk einschließlich aller Inhalte, wie Informationen, Strategien und Tipps, ist urheberrechtlich geschützt. Alle Rechte vorbehalten. Nachdruck oder Reproduktion (auch auszugsweise) in irgendeiner Form (Druck, Fotokopie oder anderes Verfahren) sowie die Einspeicherung, Verarbeitung, Vervielfältigung und Verbreitung mithilfe elektronischer Systeme jeglicher Art, gesamt oder auszugsweise, ist ohne ausdrückliche schriftliche Genehmigung des Autors untersagt. Die Inhalte dürfen keinesfalls veröffentlicht werden. Bei Missachtung werden rechtliche Schritte eingeleitet.

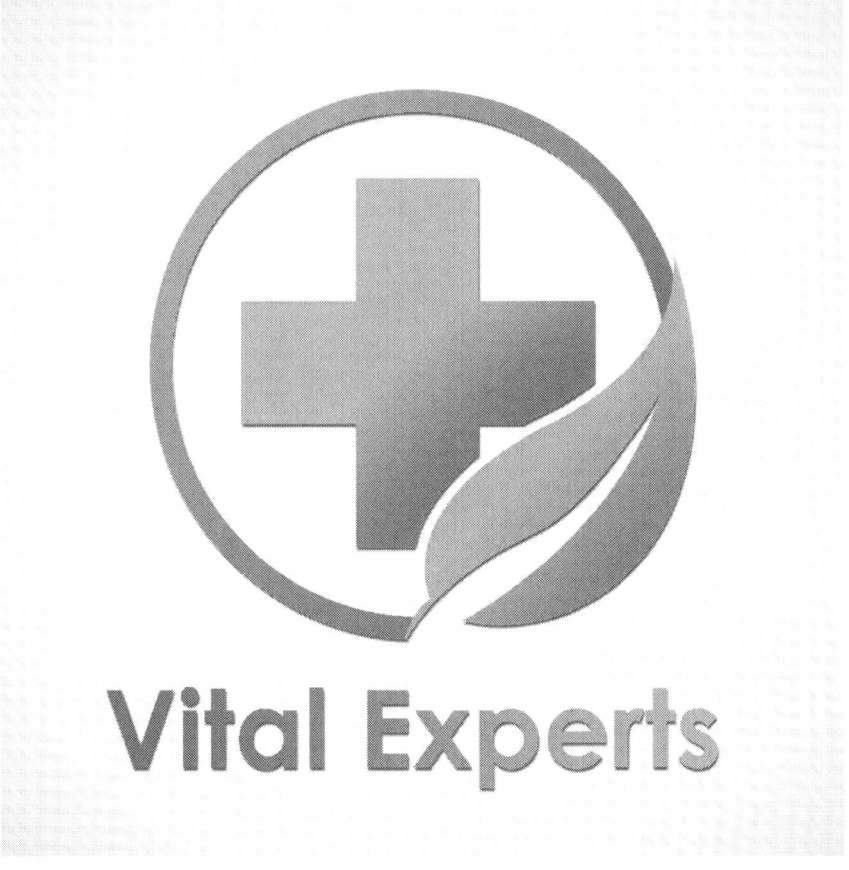

48376786R00065

Printed in Poland
by Amazon Fulfillment
Poland Sp. z o.o., Wrocław